Leben aus Quantenstaub

Norbert Wrobel, in Berlin lebend, studierte Medizin und approbierte sich 1984 als Arzt. In einer breit angelegten universitären Grundausbildung an der FU Berlin spezialisierte er sich nachfolgend in den Bereichen Innere Medizin und Intensiv- und Notfallmedizin, später noch in der Altersmedizin, und ist seitdem in der stationären Krankenversorgung aktiv. Wegen des gesellschaftlichen Wandels, der immer mehr ältere Menschen hervorbringt, werden Mediziner konsekutiv mit neuen, unbekannten und komplexen Problemkonstellationen konfrontiert. Diese unterliegen allerdings bis heute einer veralteten mechanistisch-physikalischen Denkweise, die sich vor mehr als hundert Jahren entwickelt hat. Norbert Wrobel hat sich deshalb vorgenommen, sich von dieser Denkweise zu lösen, um zu erforschen, was tatsächlich "die Welt in ihrem Innersten zusammenhält".

Der Diplom-Mathematiker *Klaus-Dieter Sedlacek,* Jahrgang 1948, lebt seit seiner Kindheit in Süddeutschland. Er studierte neben Mathematik und Informatik auch Physik. Nach dem Studienabschluss im Jahr 1975 und einigen Jahren Berufspraxis gründete er eine eigene Firma, die sich mit der Entwicklung von Anwendungssoftware beschäftigte. Diese führte er mehr als fünfundzwanzig Jahre lang. In seiner zweiten Lebenshälfte widmet er sich nun seinem privaten Forschungsvorhaben. Er hat sich die Aufgabe gestellt, die Physik von Information, Bedeutung und Bewusstsein näher zu erforschen und einem breiteren Publikum zugänglich zu machen. Im Jahr 2008 veröffentlichte er ein aufsehenerregendes Sachbuch mit dem Titel »Unsterbliches Bewusstsein – Raumzeit-Phänomene, Beweise und Visionen«.

Norbert Wrobel
Klaus-Dieter Sedlacek

Leben aus Quantenstaub

Elementare Information und
reiner Zufall im Nichts als
Bausteine einer
4-dimensionalen Quanten-Welt

Wissenschaftliche Bibliothek

Bibliographische Information Der Deutschen Bibliothek:
Die Deutsche Bibliothek verzeichnet diese Publikation in
der Deutschen Nationalbibliographie; detaillierte
bibliographische Daten sind im Internet über
http://dnb.ddb.de
abrufbar.

Originalausgabe
© 2014 Klaus-Dieter Sedlacek, Norbert Wrobel
Internet: www.klaus-sedlacek.de

Herstellung und Verlag:
BoD – Books on Demand, Norderstedt
ISBN 978-3-7357-2412-0

Inhaltsverzeichnis

0. Vorwort des Mediziners Norbert Wrobel..7

1. Vorwort des Mathematikers Klaus-Dieter Sedlacek..........................9

2. Generalangriff auf die etablierte naturwissenschaftliche Weltsicht 10

    2.1 Grundlagen biologischer Systeme..10
    2.2 Die Entstehung des Universums..18
    2.3 Auf der Suche nach dem wirklich Elementaren.......................27
    2.4 Was ist vor der Dekohärenz?...42
    2.5 Wichtige Begriffe quantenphysikalischer Beschreibungen.......45
    2.6 Verknüpfung zwischen der Quanteninformationsfeldtheorie und der allgemeinen Relativitätstheorie...50
    2.7 Kann die Quanteninformationsfeldtheorie falsifiziert werden?........52
    2.8 Die verschiedenen Informationsarten und das Transzendente......59

3. Wechselwirkung von Substanzinformation mit biologischen Systemen...62

    3.1 Die Rolle der DNA...62
    3.2 Zur Antennenfunktion biologischer Moleküle..........................66
    3.3 Das Photon als Informationsvermittler und Energielieferant...........72
    3.4 Vererbung ohne Chromosomen und wie aus Photonen die Welt entsteht...78

4. Die wirklich elementaren Prozesse...85

    4.1 Der Prozess, der Leben entstehen lässt und der tatsächliche Sinn vom Ganzen..85
    4.2 Einfluss von Zufalls- und Bewusstseinsprozessen auf die Evolution...89
    4.3 Evolution und Bewusstsein..92
    4.4 Ist die physikalische Realität eine Quantenwelt?...................98
    4.5 Der Energieüberschuss...105
    4.6 Quantenmechanische Verschränkung in biologischen Vorgängen...107
    4.7 Ein logischer Widerspruch?..111
    4.8 Eine irre Vorstellung...112

4.9 Das Ergebnis... 115

5. Literatur.. 117

6. Index... 120

0. Vorwort des Mediziners Norbert Wrobel

Obwohl die Quantenphysik vor mehr als hundert Jahren Gestalt angenommen hatte, setzte sich im Menschenbild eine mechanistische Vorstellung durch. So entwickelte der Mediziner Fritz Kahn ein Konzept in Anlehnung an die damals vorherherrschende Vorstellung der Physik, wonach ein Mensch nach rein mechanistischen Prinzipien funktioniert: "Der Mensch als Industriepalast"[1] . Die neue Physik konnte sich zunächst im medizinischen Denken nicht durchsetzen. Mechanistische Vorstellungen in der Funktionsweise eines Menschen halten bis zum heutigen Tag an. Pioniere der Quantenphysik wie Planck, Einstein, Schrödinger wie auch später Feynman zeigten sich der neuen Physik gegenüber wenig aufgeschlossen und behinderten damit ihre Weiterentwicklung. Auch Mitte des letzten Jahrhunderts hatten Vordenker, wie Carl Friedrich von Weizsäcker, mit Ihren Ideen praktisch keine Chance, gehört zu werden. Das radikal Neue, nämlich „Information" könnte etwas Elementares sein, überforderte bei weitem die Vorstellungskraft der Menschen. Nur sehr langsam vollzog sich schließlich ein Wandel im medizinischen Denken, wie es die Erklärungsversuche zu den Placebo- bzw. Nocebo-Effekten oder der Wechselwirkung von Spiegelneuronen gezeigt haben.

Aufgrund des gesellschaftlichen Wandels, der immer mehr ältere Menschen hervorbringt (Demografischer Wandel), werden die medizinischen Einrichtungen mit neuen, unbekannten und komplexen Problemkonstellationen konfrontiert, etwa: Was ist eine Vielfacherkrankung (Multimorbidität), gibt es besondere Behandlungsgrundsätze, wenn viele Medikamente (Multimedikation) gleichzeitig eingesetzt werden, oder hat der psychosoziale und biografische Hintergrund eine besondere Relevanz für Therapieentscheidungen? Bei dem Versuch, Probleme zu lösen, entstehen ganz automatisch neue Fragen, etwa: Stellt die „Alterung" nicht eine

---

1 http://vimeo.com/6505158

Verbindung mit der Zeit als eine physikalische Dimension her? Oder wie konnte sich ein Mensch mit Bewusstsein entwickeln und autark in einem problematischen Umfeld überleben? Völlig überraschend war die Erkenntnis in physikalischer Hinsicht, wonach Leben überhaupt nur fern des thermodynamischen Gleichgewichts möglich ist, allerdings anders als gedacht: Es entwickelt sich keineswegs deterministisch, sondern organisiert sich selbst und ist chaotisch. Und inmitten des Chaos kann sich immer wieder stabile Ordnung einstellen. Immer mehr stellte sich heraus, Leben funktioniert nicht nach reduktionistischen und deterministischen Prinzipien, sondern relational und zufällig. Und weiter: Ist Materie tatsächlich das, wofür wir sie halten? Gibt es etwas noch Kleineres als Elementarteilchen? Die gewonnenen Erkenntnisse lassen nur einen Schluss zu: Die physikalisch-mechanistische Denkweise hat ausgedient und die neue, die Quanten-Physik ist besser geeignet, die Lebensrealität begreifbar zu machen. Der Physiker Boltzmann hat mit seinen Untersuchungen zur Entropie in Zusammenhang mit physikalischen Phänomenen den richtigen Weg aufgezeigt: Das „Neue" für ihn war Information, die er nicht wissen konnte. Die Theorie, die Quanteninformations-Theorie, die sich nachfolgend entwickelte, stellte alles bisher Bekannte auf den Kopf: Ein Elementarteilchen kann tatsächlich aus „Nichts" entstehen oder Informationsübertragung kann schneller als Lichtgeschwindigkeit sein.

Als Mediziner habe ich mir deshalb vorgenommen, mich von der alten mechanistischen Denkweise zu lösen, um herauszufinden, was tatsächlich "die Welt in ihrem Innersten zusammenhält". Ich bin davon überzeugt, dass der „Mensch von heute" als ein sich selbstorganisierendes, dissipatives Nichtgleichgewichtssystem aufgefasst werden kann und nach den gleichen Prinzipien funktioniert, wie die 4-dimensionale Welt erzeugt wird, in der wir leben: durch elementare Information und reinem Zufall.

Berlin im Sommer 2014

Norbert Wrobel

1. Vorwort des Mathematikers Klaus-Dieter Sedlacek

Ich war überrascht, als ich eine Anfrage von einem Mediziner erhielt, mit ihm einen interdisziplinären Dialog zu führen. Was Medizin mit meinem Forschungsgebiet (Information, Bewusstsein, Quanten u.a.) gemein haben sollte, konnte ich mir zunächst nicht vorstellen. Doch je länger ich darüber nachdachte, desto mehr gefiel mir der Gedanke, denn ich bin der Meinung, dass die 4-dimensionale Quantenwelt und ihre Bausteine die elementare Information und der reine Zufall im Nichts nicht nur etwas für die Naturwissenschaft im Elfenbeinturm ist, sondern auch für die Medizin, für das Menschenbild an sich und für uns alle.

Die zweite Überraschung war die Flut an Fragen, mit der mich Norbert Wrobel überfiel. Was ist Krankheit, insbesondere vor dem Hintergrund der elementaren Grundgröße Information? Sind Photonen, die unser Universum erzeugen, grundsätzlich verschränkt? Wie muss man sich das Kondensieren von Quanten aus einem Quanteninformationsfeld vorstellen? Ist die DNA der Rezeptor für einfallende Photonen? Was gibt beim Menschen der einfallenden Information Sinn und Bedeutung? Entschleunigt beim Menschen das zentrale Nervensystem instantan ankommende Information auf maximal Lichtgeschwindigkeit? Warum gibt es Bewusstsein? Kann es auch körperloses Bewusstsein geben? Warum hat sich Bewusstsein gerade so wie es ist entwickelt?

Ich Laufe des Dialogs, den wir per Email führten, kamen immer mehr Fragen hinzu, so dass nur ein Teil davon ausführlich behandelt werden konnte. Doch glaube ich, dass wir wenigstens für die ursprünglichen Fragen gute Antworten gefunden haben. Auf den folgenden Seiten habe ich den kompletten Dialog bis auf wenige private Äußerungen wiedergegeben, einschließlich Norbert Wrobels imponierender Zusammenfassung des Ergebnisses.

Spanien im Sommer 2014

Klaus-Dieter Sedlacek

2. Generalangriff auf die etablierte naturwissenschaftliche Weltsicht

2.1 Grundlagen biologischer Systeme

@KDS:

Sehr geehrter Herr Sedlacek, habe mit größtem Interesse Ihre Ausführungen (Bücher/Streams) zum Thema Information wahrgenommen. Demzufolge ist Information eine elementare Grundgröße und ist äquivalent zu Materie und Energie. Beschäftige mich als Mediziner vor genau diesem Hintergrund mit der Frage "Was ist Krankheit?".

Die Bedeutung des Photons[2] als Informations-, Energie- und Materie - Übermittler/Träger/Generator (Alles-in-Einem) ist fantastisch und passt ausgesprochen gut zur Beschreibung von Vorgängen in der realen Welt: Bei Einfall von Photonen in einen lebendigen Körper kann individuell entschieden werden, ob diese als Information i.s. eines Sinneseindrucks, zum Aufbau von Körpermaterie, etwa beim Heranwachsen, oder zur Aufrechterhaltung des Lebens, i.S. einer externen Energiezufuhr zur Aufrechterhaltung einer Ordnung fern des thermodynamischen Gleichgewichts, "genutzt" werden.

Wenn ich es richtig verstanden habe, hat Steven Hawking den Strahlungsprozess aus einem schwarzen Loch so erklärt, dass der eine Teil eines Diphotons in das schwarze Loch "fällt", während das andere als Strahlung entweicht. Konsequenterweise muss dann das, was entweicht, mit dem,

---

[2] Das **Photon** oder Lichtteilchen ist anschaulich gesprochen, das woraus elektromagnetische Strahlung besteht.

Grundlagen biologischer Systeme 11

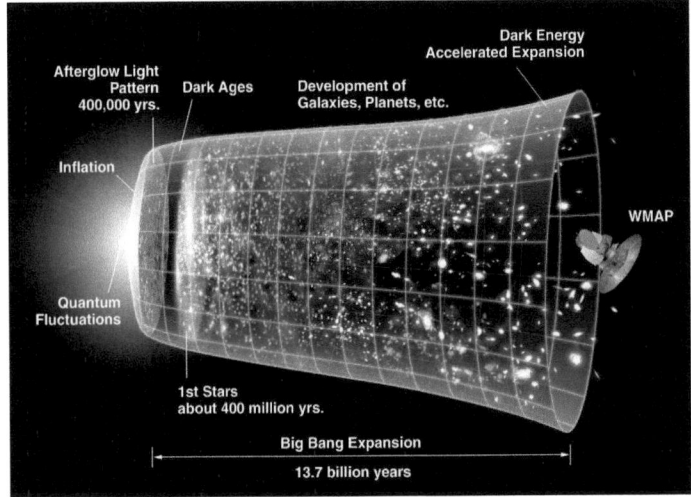

Abb. 1: Die Entstehung des Universums aus Nichts im „schwarzen Hintergrundfeld". Bild: NASA

was im schwarzen Loch verbleibt, verschränkt[3] sein, richtig? Ist der Schluss dann gerechtfertigt, dass die Photonen, die unser Universum konstant erzeugen, grundsätzlich verschränkt sind?

Gesetzten Fall, das schwarze Hintergrundfeld ist Wiege unseres Universums, wäre dann das, was als schwache kosmische Hintergrundstrahlung im Mikrowellenbereich gemessen werden kann, das, was aus einem Quanteninformationsfeld kondensiert und dann in unserer klassischen Welt faktisch geworden ist? In diesem Sinne wäre die kosmische Hintergrundstrahlung dann Generator für die Weiterentwicklung unseres Universums, richtig? Wie muss man sich das "Kondensieren" vorstellen? Nach einem Zufallsprinzip (spontane Fluktuationen[4]) oder i.S. einer spezi-

---

3 Quantenverschränkung, siehe Fußnote auf S. 21
4 **Fluktuation** bezeichnet hier einen zufälligen quantenphysikalischen Prozess, der einen Wechsel von Gegebenheiten und Zuständen bewirkt.

12 Generalangriff auf die etablierte naturwissenschaftliche Weltsicht

fischen Wechselwirkung[5]? Wenn beides nicht zutrifft, was wäre dann die Motivation des Nichts, zu kondensieren?

Schrödinger[6] hat m.E. vor Entdeckung der DNA[7] als Grundlage biologischer Prozesse eine wie auch immer geartete Codierung angenommen, die eine Verbindung mit einem Informationsprozess herstellen soll. Ist es gerechtfertigt anzunehmen, dass die DNA den Rezeptor für einfallende Photonen repräsentiert? Aufgrund der universellen Eigenschaften der Photonen könnte in der DNA zeitgleich Informationen decodiert, Materie aufgebaut und Energie für die Aufrechterhaltung des Lebens bereitgestellt werden. Genial und einfach zugleich.

Wenn Photonen tatsächlich als Übermittler der Wirklichkeit dienen, dann wären sie nach dem bisher Gesagten grundsätzlich verschränkt und die Abbildung der Wirklichkeit geschähe dann instantan. Stelle mir die Frage, wo und wie muss man sich dieses im Falle des Menschen vorstellen? Würden die übertragenen Informationen als Sinneseindrücke in jedem Moment bewusst werden, würde man bestimmt verrückt werden. Folglich muss es etwas geben, was a) eine Informationsverarbeitung, i.S. von "der Information Sinn und Bedeutung geben", aber was noch viel wichtiger ist, was b) eine Entschleunigung von "instantan" auf höchstens Lichtgeschwindigkeit initialisiert. Das genau müsste das ZNS[8] sein, wo solche Prozesse tatsächlich über relativ langsame Nervenleitungen oder Rezeptoren deutlich, weit unter Lichtgeschwindigkeit, abgebremst werden. In diesem Kontext könnte leichter verstanden werden, warum es ein Unterbewusstsein geben muss: es steht dem instantanen

---

5   Gegenseitige Beeinflussung zweier physikalischer Objekte
6   Der österreichische Physiker **Erwin Rudolf Josef Alexander Schrödinger** (*1887, †1961) gilt als einer der Begründer der Quantenmechanik und erhielt 1933 den Nobelpreis für Physik.
7   **DNA = Desoxyribonukleinsäure** ist ein in allen Lebewesen und in bestimmten Viren vorkommendes Biomolekül und Träger der Erbinformation (Gene).
8   Zentrales Nervensystem

Informationsprozess nahe ("Informationsempfänger"), leitet den Prozess des Deutens (Sinn und Bedeutung) ein und entschleunigt bis deutlich unterhalb der Lichtgeschwindigkeit, bevor etwas bewusst wird.

Bleibt an dieser Stelle die Frage, warum es Bewusstsein überhaupt gibt?

M.E. ist Bewusstsein in einem evolutionären Sinn Mittel zum Zweck oder anders ausgedrückt, "der Weg ist das Ziel", wobei Ausgangspunkt das "Nichts" ist. Demnach könnte es irgendwann auch körperloses Bewusstsein geben und die "lästige, disponible Hülle (= Körper)" entfiele. Eine Motivation, sich überhaupt so zu entwickeln, also die grundsätzliche Frage nach dem "warum und gerade so" zu stellen, kann im Moment nicht beantwortet werden. Jedenfalls bleibt als Trost die Religion oder neutraler, die Spiritualität.

Auf dieser Basis will ich, die von mir aufgeworfene Frage "Was ist Krankheit?" weiterentwickeln. Es hat m.E. vor allem zu tun mit Informationsentstehung, -vermittlung und -verarbeitung, mit der DNA, mit Kommunikation, mit quantenphysikalischen Phänomenen und mit denen aus der klassischen Physik.

Ein Beispiel für das Aufrechterhalten von lebenserhaltenden Prozessen könnte das Hämoglobin des Menschen in Analogie zum Chlorophyll der Pflanze sein. Bei Letzterem wissen wir explizit, dass dazu Licht notwendig ist.

Würde mich sehr über Ihre/n Kommentar/Ideen freuen.

P.S. ... ist es denkbar, dass es ein Bose-Einstein-Kondensat[9] auch bei normaler Temperatur gibt?

@@@

@NW:

---

[9] Bose-Einstein-Kondensate sind makroskopische Quantenobjekte, bei denen der Aufenthaltsort der einzelnen Bosonen nicht auf eine Position konzentriert ist. Daraus resultiert die Eigenschaft der Supraleitung.

14 Generalangriff auf die etablierte naturwissenschaftliche Weltsicht

Sehr geehrter Herr Wrobel, gerne trete ich mit Ihnen in einen Dialog über die von Ihnen aufgeworfenen Fragen ein.

Sicher könnte die Diskussion jeder Frage den Raum eines ganzen Buches einnehmen. Doch versuche ich, mich kurz zu halten. Dennoch muss ich ein wenig ausholen, damit meine Gedanken nicht unverständlich bleiben. Zudem werde ich die Begriffe „Sinn", „Bedeutung" und „Bewusstsein" definieren müssen. Gerade bei diesen Begriffen gibt es alltägliche Vorstellungen, die nicht mit jenem mathematisch-physikalischen Weltbild kompatibel sind, dem ich anhänge.

Außerdem muss ich mich wohl bei der einen oder anderen Ausführung auf ein von mir geschriebenes Buch beziehen, um den begrenzten Rahmen des Dialogs nicht zu sprengen. Vorbemerken möchte ich, dass Medizin nicht mein Fachgebiet ist und ich hier nur pauschal etwas beitragen kann. Andererseits sind die meisten meiner Ausführungen naturwissenschaftlich belegt. Einige Schlussfolgerungen stellen eher mein persönliches Weltbild dar, sind aber sehr wahrscheinlich richtig, da ich dazu neige, alles, was mir mathematisch-physikalisch unwahrscheinlich erscheint, zu verwerfen.

Hier mein erster Beitrag, der zu unserem Dialog passt:

Der amerikanische Philosoph Thomas Nagel bläst in seinem neuen Buch mit dem Titel „Geist und Kosmos" (ISBN 978-3518586013) zum Generalangriff auf die etablierte naturwissenschaftliche Weltsicht. Ihr Problem, so seine These, ist grundsätzlicher Natur: *Das, was den menschlichen Geist auszeichnet – Bewusstsein, Denken und Werte –, lässt sich nicht reduzieren, schon gar nicht auf überzeitliche physikalische Gesetze.*

Hat Thomas Nagel recht oder passt seine eigene Weltsicht nicht zur Realität?

Zur Beantwortung der Frage möchte ich mein eigenes Weltbild als Naturwissenschaftler kurz skizzieren. Mein Weg zur Erklärung von Information, Bewusstsein, Sinn, Bedeutung, aber auch Dingen wie Krankheit oder die Phänomene der Quantenphysik, basiert auf einer strikten Trennung der abstrakten geistigen von der physikalischen Welt, da jede Vermischung beider Welten zu Ergebnissen führt, die weder real sind noch zur Naturwissenschaft gehören, sondern allein in der abstrakten geistigen Welt angesiedelt sind.

Beispielsweise gehören mathematische Formeln, exakte geometrische Formen, Gottheiten oder „unmögliche Dinge" wie eckige Kreise und eierlegende Wollmilchsäue zur abstrakten geistigen Welt. Ein Großteil der Objekte der Philosophie gehört dorthin. In der geistigen Welt existiert alles, was man nur denken kann.

Zum Bereich der realen physikalischen Welt gehört alles, was sich prinzipiell messen oder beobachten lässt, d. h. **Wechselwirkungen** mit anderen Objekten eingeht. Das Kriterium "Wechselwirkungen" hilft uns zu unterscheiden, was in die eine, was in die andere Welt gehört. Beispielsweise können eierlegende Wollmilchsäue in der freien Natur nicht fotografiert werden, d.h., sie können keine Photonen aussenden, die zu Wechselwirkungen mit dem Foto-Chip führen. Würde jemand mit einem Fotoapparat losziehen, um Bilder von der Wollmilchsau-Spezies zu schießen, würde man ihn zu Recht für dumm oder verrückt erklären, weil er die Realität nicht von der geistigen Welt zu unterscheiden vermag. Wenn es allerdings um die Anbetung von Gottheiten geht, dann ist die Gemeinschaft der Gläubigen geneigt, die Entitäten ihres eigenen Glaubens für real zu halten, die der Andersgläubigen aber für irreal.

Wie Schrödingers Katze[10] die abstrakte mit der realen Welt vermischt:

Die Vermischung von realer und geistiger Welt findet man

---

10 Aus dem quantenphysikalischen Gedankenexperiment »Schrödingers Katze« wurde absurderweise gefolgert, dass die in einer Kiste eingeschlossenen Katze vor dem Öffnen des Deckels gleichzeitig tot und lebendig sein müsste.

nicht nur im geisteswissenschaftlichen oder theologischen Bereich, sondern genauso bei jenen Quantenphysikern, die Schrödingers Wellenfunktion als eine Beschreibung der Wirklichkeit ansehen. Zur Erinnerung: Schrödingers Wellenfunktion ist eine mathematische Formel zur Beschreibung des Zustands von Quanten vor ihrer Messung. Wäre die Wellenfunktion eine Beschreibung der Wirklichkeit, dann wäre Schrödingers Katze, die in einem Gedankenexperiment zusammen mit einem Mordinstrument in eine Kiste eingesperrt ist, vor dem Öffnen der Kiste gleichzeitig tot und lebendig.

Schrödingers Katze ist ein gutes Beispiel für die Vermischung der abstrakten Welt mit der realen physikalischen (siehe auch: „Der Widerhall des Urknalls", S. 113). Die Wellenfunktion gehört als mathematische Formel zur abstrakten geistigen Welt, die Katze in der Kiste zur realen physikalischen. Die Vermischung der beiden Welten in einer physikalischen Theorie führt zu etwas, was in der realen Welt völliger Unsinn, in der abstrakten geistigen Welt ein erlaubtes gedankliches Konstrukt ist. Man muss sich nur im Klaren darüber sein, dass die Ergebnisse der Theorien, die beide Welten miteinander vermischen, nicht zur realen Welt gehören. Um es noch mal ganz deutlich zu sagen: **Die gleichzeitig tote und lebendige Katze von Schrödingers Gedankenexperiment gehört nicht der realen Welt an.**

Wie abstrakte und reale Welt miteinander verbunden sind:

Zwischen der abstrakten und der physikalischen Welt gibt es nur eine Verbindung: Das sind die **Prozesse**. Dabei definiere ich einen **Prozess** in Übereinstimmung mit der DIN IEC 60050-351 als die „**Gesamtheit von aufeinander einwirkenden Vorgängen in einem System, durch die Materie, Energie oder Information umgeformt, transportiert oder gespeichert wird.**" Beispielsweise sind Computerprogramme Prozesse. Der Programmcode gehört zur abstrakten geistigen Welt. Die **Ausführung** des Programmcodes gehört zur physikalischen Welt, weil jede Durchführung eines Programmschritts eine Wechselwirkung darstellt.

Thomas Nagel ist sich wohl nicht darüber bewusst, dass Prozesse die Verbindung zwischen der abstrakten geistigen und der realen Welt darstellen. Es mag völlig richtig sein, dass "Werte" nicht zur naturwissenschaftlichen Welt gehören, doch wenn Werte (= Ziele) in Prozesse (= Programme) eingebaut werden, dann verbinden sie die abstrakte Welt mit der physikalischen. Das Gleiche gilt für "Denken". Denken formt Information um oder speichert sie. Denken kann deshalb als ein Prozess angesehen werden und der Denkprozess verbindet die abstrakte mit der realen Welt, indem etwas ausgeführt wird. Abstrakte Information wird umgeformt und physikalisch gespeichert.

Was ist aber mit dem Bewusstsein? Allgemein wird Bewusstsein als eine Entität angesehen, die je nachdem, aus welcher Fakultät der Wissenschaftler stammt, entweder einer nicht fassbaren, d. h. abstrakten, oder einer realen materialistischen, d. h. der physikalischen Welt zugeordnet wird. Theologen und Geisteswissenschaftler neigen eher dazu, Bewusstsein als eine Entität der geistigen Ebene anzusehen. Dagegen ist nach meiner Überzeugung Bewusstsein ein Prozess (wie ich unter anderem in meinem Büchlein mit dem Titel "Synthetisches Bewusstsein") beschrieben habe. Damit verbindet es beide Welten, die abstrakte geistige und die physikalische.

Nagel hat insoweit recht, dass alle drei Entitäten, die den menschlichen Geist auszeichnen, sich nicht auf physikalische Gesetze reduzieren lassen. Aber sie lassen sich auf Prozesse reduzieren, die eine Verbindung zwischen der physikalischen und der abstrakten Welt darstellen.

Kann Krankheit auf überzeitliche physikalische Gesetze reduziert werden?

Wir können das bisher Gesagte anwenden und testen, indem wir einmal untersuchen, wo Krankheit einzuordnen ist. Ist

Krankheit etwas abstrakt Geistiges oder ist es eine Entität der naturwissenschaftlichen Weltsicht? Nagel würde jetzt sagen: „Krankheit lässt sich nicht reduzieren auf überzeitliche physikalische Gesetze."

Ich sehe Krankheit als ein Abweichen von der Regelhaftigkeit der Lebensvorgänge. Das Ausmaß dieses Abweichens bestimmt, ob es sich um Krankheit handelt oder nicht. Das Ausmaß ist ein abstrakter geistiger Wert. Lebensvorgänge sind Prozesse, denn in einem biologischen System, auf das sich der jeweilige Lebensvorgang bezieht, wird Materie, Energie oder Information umgeformt, transportiert oder gespeichert. Wenn es bei einem der Systemelemente zu Abweichungen kommt, dann kann das als Krankheit gelten. Weil Lebensvorgänge Prozesse sind, sehe ich Krankheit ebenfalls als einen Prozess. Da in Prozessen regelmäßig Information umgeformt, transportiert oder gespeichert wird, liegt in der Beobachtung und Einordnung der sich verändernden Information einer der Schlüssel zum tieferen Verständnis für das Wesen der Krankheit.

Mich würde interessieren, wie Sie als Mediziner, Krankheit im Rahmen einer naturwissenschaftlichen Weltsicht definieren, damit ich mich nicht auf einen Holzweg begebe, wenn ich mir in einem der folgenden Beiträge Gedanken mache, wie sich Information auf den Krankheitsprozess auswirken kann.

2.2 Die Entstehung des Universums

@KDS:

... Habe mich sehr über die rasche Reaktion gefreut. Versuche in einem ersten Schritt, Ihnen auf Ihren Beitrag zu antworten. Sie können dann entscheiden, ob ich das, was Sie meinen, richtig verstanden habe. In einem zweiten Schritt versuche ich, meine Sicht der Dinge etwas näher zu bringen, und werde dann durch Ihre Antwort herausfinden, ob Sie mich richtig verstanden haben.

Die Entstehung des Universums 19

Ad1) möchte mich auf die Aussagen im Youtube-Video[11] "Das Jenseits: Eine physikalische Theorie" beziehen: Demnach ist unser Universum aus einer Quantenfluktuation aus dem "Nichts" entstanden. Der dazugehörige kosmische Hintergrund entspricht dem metrikfreien Vakuum (ohne Raum und Zeit). Der Avatar Prof. Allmann beantwortet die Frage, ob die Existenz des metrikfreien Vakuums in einem Experiment zweifelsfrei nachgewiesen werden könnte, mit dem Phänomen der Verschränkung[12].

Ad2) Darf mich auf die Darstellung des dunklen Hintergrundfelds, dem "Nichts" im gleichen Video beziehen: Die Quantenfeld- und Informationstheorie geht von einer sinn- und bedeutungsfreien, abstrakten Information als elementaren Grundbegriff aus. So nimmt z.B. Wilczek[13] an, dass virtuelle Ereignisse spontane Fluktuationen des Quantenfeldes sind. Es sind Transienten, die in mathematischen Gleichungen erscheinen, nicht aber in Messgeräten. Durch eine, wie auch immer geartete, Energiezufuhr können diese virtuellen Ereignisse soweit angeregt werden, dass sie mit brauchbarer Beständigkeit der Beobachtung zugeführt werden. Mit dem "Austreten" dieser Elemente aus der Quanten- in die klassisch-physikalische Welt verliert die immaterielle und abstrakte Information ihren potenziell sehr großen, aber nicht unendlichen Informationsgehalt und wird ein Faktum aus Information.

Der Tunneleffekt in Nimtz's Experiment wurde mit Mikrowellen durchgeführt. In der verbotenen Zone konnte Mozarts Symphonie, zwar verrauscht, aber immerhin wahrgenommen werden[14].

---

11 http://youtu.be/JObpWL5Ox80
12 Siehe dazu Fußnote auf S. 21
13 **Frank Anthony Wilczek** (*1951) ist US-amerikanischer Physiker und Nobelpreisträger für Physik 2004.
14 **Nimtz** ist ein deutscher Physiker (*1936), der vor allem durch seine Versuche zum überlichtschnellen Tunneln bekannt geworden ist. 1994 führte er zusammen mit Horst Aichmann ein spektakuläres Experiment durch, bei dem Mikrowellen die 40. Sinfonie von Mozart aufgeprägt

20 Generalangriff auf die etablierte naturwissenschaftliche Weltsicht

Die Bekenstein-Hawking-Strahlung[15] ist der Teil eines Photonensystems, was ein schwarzes Loch[16] verlassen kann. Der andere Teil des Systems verbleibt im schwarzen Loch. Fortan sind die "entweichenden" Photonen systemimmanent verschränkt. Möglicherweise ist das schwarze Hintergrundfeld nichts weiter als ein gigantisch schwarzes Loch. In unserem Universum lässt sich eine schwache, aber konstante Strahlung im Mikrowellenbereich nachweisen. In Analogie zu Nimtz's Experiment könnte man nun annehmen, dass Mozarts Symphonie nichts weiter ist als die entweichenden Photonen aus dem schwarzen Hintergrundfeld (= gigantisches schwarzes Loch), die ausgestattet mit einer universellen Äquivalenz-Eigenschaft (Information, Materiegenerator, Energie) unser Universum mit Raum- und Zeitdimensionen verschränkt und damit instantan erzeugen.

Der Mensch, wie auch alles andere Lebendige, ist ein sich selbstorganisierendes, dissipatives Nichtgleichgewichtssystem (Prigogine[17]: Dissipation). "Lebendigkeit" ist hierbei der Versuch einer Existenz zwischen dem Wärme- und Kältetod. Die DNA einer Zelle könnte Rezeptor für einfallende Photonen sein, die gleichzeitig Informationsträger, Energie- und Materiegeneratoren sind.

In einer 4-dimensionalen Welt trifft auf eine Raum-Zeit-Konstruktion (= Körper) etwas auf, was "Wirklichkeit" ist. Für den Fall, dass diese durch Photonen mit instantanen Eigenschaften repräsentiert wird, dann muss in einer Welt, in der

---

wurde. Diese Musiksignale auf Mikrowellen wurden durch eine Barriere im Hohlleiter übertragen. Dabei stellte sich heraus, dass sich die Musik auf der Mikrowelle moduliert 4,7-mal schneller ausbreitete als Licht im Vakuum (Überlichtgeschwindigkeit).

15 Strahlung, die ein schwarzes Loch abgibt. S.a. Beschreibung auf S. 25
16 Ein **Schwarzes Loch** ist ein Raumbereich, dessen Anziehungskraft so extrem stark ist, dass aus ihm etwas, was Energie hat, nicht nach außen gelangen kann.
17 Der russisch-belgische Physikochemiker und Nobelpreisträger **Ilya Prigogine** (*1917, †2003) arbeitete über Dissipative Strukturen, Selbstorganisation und Irreversibilität.

Die Entstehung des Universums 21

die klassische Physik gilt, auf mindestens Lichtgeschwindigkeit "abgebremst" werden, um die Wirklichkeit begreifbar zu machen. Diese Funktion wird durch das ZNS realisiert.

Das bisherige kosmologische Geschehen weist darauf hin, dass eine Evolution des Bewusstseins und damit des Geistigen ("warum und gerade so?") stattfindet, möglicherweise mit dem Ergebnis einer, wie auch immer gearteten, Existenz eines körperlosen (Quanten-?) Bewusstseins.

P.S ... Planck, Einstein und auch Schrödinger haben die Quantentheorie, obwohl mit Nobelpreisen belohnt, nie wirklich gemocht. Ihre Abneigung haben sie mit verrückten Gedankenexperimenten zum Ausdruck gebracht: Schrödinger mit seiner Katze und Einstein mit dem EPR-Paradox[18]. Einstein hat aber ganz ausdrücklich betont, dass es die spukhafte Fernwirkung einfach nicht gibt[19].

@@@

@NW:

... Ich denke, Sie haben verstanden, was ich meine, möchte aber gerne ein paar Ergänzungen anbringen.

---

18 Das **Einstein-Podolsky-Rosen-Paradoxon (EPR-Paradoxon)** ist ein im 20. Jahrhundert intensiv diskutiertes quantenmechanisches Phänomen. Es zeigt beispielhaft, dass die Quantenmechanik gegen die Annahme der Lokalität verstößt, die eine der Grundannahmen der klassischen Physik ist. **Nichtlokalität** bedeutet, dass sich physikalische Vorgänge über eine „spukhafte Fernwirkung" (von Einstein in einem berühmten Zitat verwendeter Begriff) beeinflussen.

19 Experimente der letzten Jahrzehnte bestätigen dagegen die Existenz der „spukhaften Fernwirkung". Man hat dafür den unverfänglichen Begriff „Quantenverschränkung" oder „Verschränkung" gefunden. **Quantenverschränkung** ist ein physikalisches Phänomen, bei dem zwei oder mehr Teilchen eine nichtlokale Verbindung miteinander eingehen. Messungen bestimmter physikalischer Meßgrößen verschränkter Teilchen sind korreliert. Das heißt, misst man eine Quanteneigenschaft bei Teilchen A (z.B. Spin), so ist die dazu korrelierte Eigenschaft (z.B. negativer Spin) ohne Verzögerung (instantan) auch bei Teilchen B anzutreffen.

22 Generalangriff auf die etablierte naturwissenschaftliche Weltsicht

Ad1) Die Entstehung des Universums aus dem „Nichts" durch eine Quantenfluktuation ist eine Theorie der Mainstream-Physik. Diese Theorie finde ich selbst im Großen und Ganzen OK. Aber es ist so, dass die Mainstream-Physik die Quantenfluktuation an den Anfang setzt und die Ungereimtheiten, die sich dadurch auftun, nicht weiter hinterfragt.

Es ist eine Ungereimtheit, wenn ab dem Urknall Raum und Zeit durch das expandierende Universum einerseits entsteht, andererseits die Quantenfluktuation aber in einem Vakuum stattfand, das bereits den Raum voraussetzt und nicht erst entstehen lässt. Wenn für die Existenz von Quanten und Fluktuationen der Raum vorhanden sein muss, der erst durch Quantenfluktuation entsteht, beißt sich die Katze in den Schwanz.

Um das Paradoxon aufzulösen, habe ich die Theorie des „metrikfreien Vakuums" entwickelt, eines Vakuums, das frei von Raum und Zeit ist.

Dummerweise können in einem Vakuum, das frei von Raum ist, keine Quanten existieren.

Also, was war zu tun? Ich musste Belege dafür suchen, wie etwas in einem metrikfreien Vakuum existieren kann. Ich fand den Beleg in dem für die Mainstream-Physik unerklärlichen Doppelspaltexperiment[20] (siehe „Der Widerhall des Urknalls", Seite 67, „Das schönste Experiment aller Zeiten") und in den experimentellen Nachweisen für die Existenz der Quantenverschränkung mit ihren instantanen Phänomenen (a.a.O. S. 72).

Bei beiden Experimenten entdeckte ich Prozesse, bei denen Information umgewandelt wird (vgl. Definition eines Prozesses

---

20 Beim **Doppelspaltexperiment** lässt man Licht oder Teilchen durch zwei schmale Spalte einer Schlitzblende treten. Auf einem Beobachtungsschirm dahinter zeigt sich ein Wellenmuster (**Interferenzmuster**). Wenn es darum geht, den Weg des Lichts oder der Teilchen zu bestimmen, verschwindet unerklärlicherweise das Interferenzmuster. Das Experiment gilt als das wichtigste Experiment der Quantenmechanik.

auf S. 16). Doch wo finden diese Prozesse statt? Daraus entwickelte sich dann die Theorie des metrikfreien Vakuums, dessen Hypothesen ich beschrieb (a.a.O. S. 176ff.).

Um es kurz zu machen, im metrikfreien Vakuum kann es keine Masse oder dazu äquivalente Energie geben, das Einzige, was darin existieren kann, ist Information. Und diese Information muss äquivalent zu Energie und damit Masse sein. Ich nenne die Informationsform Strukturinformation bzw. Substanzinformation.

Bevor ich an die Richtigkeit meiner eigenen Theorie glauben konnte, galt es noch zu überprüfen, ob aus Struktur-/Substanzinformation[21] durch eine Fluktuation irgendwelche Teilchen entstehen können, die sich messen lassen. Und siehe da, eine Rechnung ergab, dass aus dieser Informationsform Photonen entstehen können, die gleichzeitig mit ihrem Entstehen, ein kleines Raumquantum und Zeitquantum entstehen lassen. Die relativ einfache Rechnung habe ich im Büchlein „Supervereinigung" beschrieben (S. 44ff.). Dass Photonen tatsächlich aus einem „Nichts" stammen können, ist wiederum durch Theorie und Experimente der Mainstream-Physik nachgewiesen.

Und somit ist einmal das oben angeführte Paradoxon aufgelöst und gleichzeitig noch erklärt wie Raum und Zeit entstehen, ja sogar, was Zeit eigentlich ist.

Naturwissenschaftliche Theorien sind uns Menschen nicht von Gottheiten als zeitlose absolute Wahrheit verkündet worden. Deshalb sind Zweifel immer erlaubt. Doch wenn die strengen Kriterien einer wissenschaftlichen Theorie erfüllt sind und wenn die Ergebnisse der Experimente dazu passen, dann gilt die Theorie als bestätigt. Und deshalb sehe ich die Theorie des metrikfreien Vakuums als bestätigt an.

Ad2) Es ist tatsächlich so, dass die Mainstream-Physik von einem sinn- und bedeutungsfreien abstrakten Feld als

---

21 Siehe Tabelle der verschiedenen Informationsarten auf S. 60

fundamentale Wirklichkeit unserer Welt ausgeht. Die Schwingungen der abstrakten Feldgrößen sollen dann Energien transportieren und reale Teilchen sollen daraus entstehen.

Das ist, ohne jetzt einem Mainstream-Physiker auf den Schlips treten zu wollen, eine eierlegende Wollmilchsau, die in den Status der Realität erhoben wird. So hilfreich die Konstruktion der abstrakten Felder für Rechnungen sein mag, mit der Realität kann das nichts zu tun haben. Erst ab Messung, also dem „Austreten" der Elemente aus der Quanten- in die klassische Welt, können die Vorstellungen der Mainstream-Physik als physikalisch gelten. Es ist wie bei dem Gedankenexperiment zu Schrödingers Katze: Durch die meiner Ansicht nach unzulässige Verbindung von abstrakter mit realer Welt, gehört die Theorie als Ganzes nicht der realen physikalischen Welt an.

Natürlich gibt es noch die Möglichkeit, dass abstrakte Information, in diesem Fall abstrakte Felder, einen Prozess steuert, so wie die Ausführung eines Computerprogramms durch einen abstrakten Programmcode gesteuert wird. Der Prozess selbst darf aber nicht abstrakt sein. Und man muss nach einer Antwort für weitere Fragen suchen: welcher Prozess? Wo findet man diesen (physikalischen) Prozess usw.?

Eines kann ich mit Sicherheit sagen: Ein physikalischer Prozess, der aus abstrakten Feld-Informationen reale Teilchen der physikalischen Welt entstehen lässt, kann nicht gefunden werden und schon gar nicht innerhalb von Raum und Zeit.

Und damit wären wir wieder an dem Punkt, an dem nur ein metrikfreies, aber reales physikalisches Vakuum mit dort gespeicherten Prozessen und der dort gespeicherten Strukturinformation die Lösung für das Dilemma der Mainstream-Physik sein kann.

Was das Thema „Tunneleffekt" betrifft, so kann man wohl davon ausgehen, dass es sich um ein typisches Quanten-

Die Entstehung des Universums 25

phänomen handelt, mit instantanen Übergängen (schneller als mit Lichtgeschwindigkeit). Darauf deuten zumindest die Experimente hin, die mir bekannt sind.

Was das Thema Bekenstein-Hawking-Strahlung angeht, beschreibe ich diese kurz mit einem Text, der auch in einem Physiklehrbuch stehen könnte, bevor ich einen Kommentar dazu abgebe. Der Text entspricht dem, was Sie selbst im Mail geschrieben haben, die Formulierungen sind nur ein wenig anders.

> *Es sind quantentheoretische Überlegungen, die zeigen, dass jedes Schwarze Loch auch Strahlung abgibt. Es findet dabei kein Materie- oder Energietransport aus dem Inneren des Schwarzen Lochs statt. Tatsächlich entstehen Paare von **virtuellen** Teilchen in der unmittelbaren Umgebung, von denen manchmal nur eines in das Schwarze Loch gerät und dort anschaulich als negative Energie **verrechnet** werden muss und somit die Gesamtenergie des Schwarzen Lochs vermindert. Dem außerhalb verbliebenen Teilchen wird gleichzeitig Energie zugeführt **und dieses wird letztlich real**.*[22]

Wir haben es hier wieder mit der typischen Formulierung der Quantenphysik zu tun. Ein virtuelles Teilchen ist nicht real, aber man kann wenigstens damit rechnen und so tun als sei es real. Wenn es dann nach der Zufuhr von Energie tatsächlich real geworden ist, dann kann man davon ausgehen, dass die Rechnung, die zu dem realen Teilchen geführt hat, zwar stimmt, aber was während des virtuellen (abstrakt geistigen) Zustands der Teilchen physikalisch passiert, kann man nicht sagen. Beispielsweise wird kein Mainstream-Physiker erklären können, wie ein nicht real existierendes (virtuelles) Teilchen in das Innere eines realen schwarzen Lochs gelangen kann. Aber man kann wunderbar Formeln aufstellen und rechnen mit solchen virtuellen Teilchen.

---

22 Siehe Seite „Schwarzes Loch". In: Wikipedia,
URL: http://de.wikipedia.org/w/index.php
title=Schwarzes_Loch&oldid=130705440

Die Rechenmethode sieht so aus, wie im folgenden Beispiel:

> *Mutter kauft tagsüber 3 Dinge ein, Oma kommt zu Besuch und bringt 5 Früchte mit. Vater sieht abends 8 Äpfel auf dem Tisch liegen. Jeder weiß ja, das 3+5 = 8 ist und alle sind zufrieden, weil keine virtuellen, sondern reale Äpfel auf dem Tisch liegen und die Rechnung stimmt.*

Was ich damit sagen will? Ich kann mich nicht allein mit dem Ergebnis zufriedengeben, ich möchte gern wissen, wie das Ergebnis real physikalisch zustande kommt und nicht virtuell oder abstrakt geistig. Ich kann mich nicht mit einer gleichzeitig toten und lebendigen Schrödingers Katze zufriedengeben, wie man sie achselzuckend in der Mainstream-Physik akzeptiert.

Zurück zu Hawkings schwarzem Loch: Im Augenblick kann ich nicht sagen, was real physikalisch unter Berücksichtigung meiner Theorie des metrikfreien Vakuums im Umfeld eines schwarzen Lochs passieren könnte. Vielleicht komme ich zu einem späteren Zeitpunkt darauf zurück.

Aussagen zu den beiden folgenden Absätzen Ihrer Mails muss ich auch auf einen späteren Zeitpunkt verschieben, weil ich Ihnen möglichst fundierte Antworten geben möchte und ich erst noch einige Dinge klären muss.

Nur soviel: Bewusstsein kann es körperlos geben, nämlich im metrikfreien Vakuum. Dort werden Informationen gespeichert und dort existieren physikalische (nicht virtuelle) Prozesse, welche diese Informationen verarbeiten. Das habe ich in populärer Form bereits im Jahr 2008 in meinem Buch „Unsterbliches Bewusstsein"[23] beschrieben. Die mehr fachliche Beschreibung der Theorie steht im letzten Kapitel des Sachbuchs „Der Widerhall des Urknalls". Die Überschrift des Kapitels lautet: „Die Transzendenz der Wirklichkeit".

---

23 Sedlacek, Klaus-Dieter: *Unsterbliches Bewusstsein. Raumzeit-Phänomene, Beweise und Visionen*, Norderstedt (2008), ISBN 978-3837043518

Und nun noch zum PS Ihrer Mail:

Ja, es ist berechenbar, ob es ein Bose-Einstein-Kondensat auch bei normaler Temperatur geben kann. Ich hab mir die Formel dazu angeschaut. Kurz gesagt, zu einem Bose-Einstein-Kondensat kann es kommen, wenn die Dichte der Teilchen groß genug ist. Im Wesentlichen hängt alles von der Dichte ab. Alle anderen Faktoren in der Formel, bis auf eine, sind Konstanten. Es ist nur eine Frage, ob es ein physikalisches Verfahren gibt, um eine genügend hohe Dichte bei dem Gas auch bei normaler Raumtemperatur zu erzeugen. Und tatsächlich ist es so, dass im Jahr 2006 Demokritov und Mitarbeiter ein Bose-Einstein-Kondensation bei Raumtemperatur erzielt haben (Demokritov SO, Demidov VE, Dzyapko O, *et al.*: *Bose-Einstein condensation of quasi-equilibrium magnons at room temperature under pumping*. In: *Nature*. 443, Nr. 7110, September 2006, S. 430–3.)

2.3 Auf der Suche nach dem wirklich Elementaren

@KDS:

... Danke für Ihre Ausführungen. Will zunächst versuchen, weiter in die Tiefe zu kommen, ehe es in der eigentlichen Sache weitergeht.

Habe mich inzwischen in "Der Widerhall des Urknalls" und "Äquivalenz von Information und Energie"[24] eingelesen. Als Vorbereitung zur Fortsetzung des Dialogs nachfolgende Parabel (bitte darum, dies ganz ausdrücklich als solche zu verstehen):

Anfang. Vor meinem Haus steht ein dicht beblätterter und mit stark verzweigtem Geäst ausgestatteter Baum. Ich (NW)

---

24 Sedlacek, Klaus-Dieter: *Äquivalenz von Information und Energie. Auf der Suche nach den Grundbausteinen der Welt*, Norderstedt (2009)

rufe aus einem dunklen Zimmer über ein Handy KD Sedlacek (KDS) an, und beschreibe ihm den gerade beobachteten Baum mit geschlossenen Augen und in deutscher Sprache. KDS schaut daraufhin aus seinem Fenster und sieht vor seinem Haus einen Baum, der der Beschreibung NWs sehr nahe kommt. Bei Helligkeit geht er unter den Baum, worauf ihm ein abgebrochener Ast auf den Kopf fällt. Verärgert darüber fällt er den Baum und stellt daraus einen Schreibtisch her, der zweite Teil wird zu Papier verarbeitet, der dritte Teil wird als Brennholz zu Asche verfeuert. Auf dem gerade aus dem Baum hergestellten Schreibtisch bzw. Papier schreibt KDS die Hypothesen der von ihm erdachten Vakuum-Theorie („Widerhall", S. 176ff.), ebenfalls in deutscher Sprache, auf: Auf einer physikalischen Seinsebene außerhalb von Raum und Zeit finden fundamentale physikalische Prozesse statt, deren Auswirkungen in der Raumzeit[25] beobachtet werden können. In einem auf diesen Hypothesen basierenden Versuchsaufbau gelingt es KDS nachzuweisen, dass zwei Photonenpaare, die zeitgleich aus einer Quelle emittiert werden, aufgrund fundamentaler Andersartigkeit zu ganz unterschiedlichen Ergebnissen führen. Das eine Paar trifft zeitlich viel früher als das andere auf einen Schirm auf. Das andere Paar, dem ungewollt ein paar Töne eingeimpft worden ist, kommt zwar später am Schirm an, dort allerdings nicht als Lichtpunkt, sondern dort Töne abspielend. KDS erklärt das Ergebnis so: Weil das erste Photonenpaar durch den transzendenten Bereich in Richtung Schirm emittiert worden ist, war es so sehr viel schneller am Schirm als das zweite Photonenpaar. Das zweite Photonenpaar wurde bei der Emission intensiv und unter Einspielung von Musik beobachtet, worunter es nachfolgend seine Eigenschaften deutlich verändert hat. Ende.

Bin wie Sie auf der Suche nach dem wirklich Elementaren.

---

25 Die **Raumzeit** bezeichnet in der Relativitätstheorie die Vereinigung von Raum und Zeit in einer einheitlichen vierdimensionalen Struktur mit speziellen Eigenschaften. Die Raumzeit dient als Modell für die Geometrie unserer realen Welt.

Auf der Suche nach dem wirklich Elementaren 29

Der abstrakte Informationsbegriff könnte so etwas sein: Information ohne Träger, ohne Sinn und Bedeutung aber ausgestattet mit Potenzialität ohne Ende. Gestalt ohne Struktur. Relationales und nicht Materielles. Was passiert aber mit einer einmal in der Raum-Zeit-Welt faktisch gewordenen Information? Kann sie wieder "zurück"? Oder physikalisch ausgedrückt: Ist sie jetzt irreversible Information mit genau einer Informationseinheit geworden? Wenn ja, wie kann das Vakuum alles, was war, speichern?

Auch die Verschränkung[26] könnte etwas Elementares sein. Möglicherweise haben wir in den Experimenten in der klassischen Welt (Stern-Gerlach-Versuch[27], Teleportation) das Problem, dass Verschränkung bereits elementar ist und eine weitere Verschränkung aufgesetzt wird? Verschränkte Verschränkung mit ganz anderen Quanteneigenschaften? Vielleicht ist beides zusammen, Information und Verschränkung, der Missing Link zum "Vakuum"? Das könnte aber mit unserem Bewusstsein nichts zu tun haben bzw. es wäre jedenfalls mit unserem Bewusstsein nicht kompatibel. Es sei denn, es gäbe zwischen dem Vakuum und einer lebendigen Zeit-Raum-Konstruktion wie der Mensch eine wie auch immer geartete Verbindung. Und abschließend stellt sich noch die Frage, ob es schon eine Wirklichkeit gab, als das Bewusstsein noch nicht in die biologische Welt gelangt ist (in einem Dialog zwischen Konrad Lorenz und Karl Popper zu genau dieser Frage war Ersterer davon überzeugt "wie ein Blitz aus heiterem Himmel" was er "Fulguration" nannte. Letzterer war mit seiner Deutung sehr viel zurückhaltender und vermutete einen emergenten Prozess)?

Wenn das Bose-Einstein-Kondensat tatsächlich auch bei normaler Temperatur zu makroskopischen Quanteneigenschaften führt, dann wäre es viel interessanter, sich nicht

---

26 Siehe Fußnote S. 21
27 Der **Stern-Gerlach-Versuch** ist ein grundlegendes physikalisches Experiment, um den quantenmechanischen Effekt der Richtungsquantelung von Drehimpulsen zu erläutern

weiter mit technisch herzustellenden Quantencomputern zu beschäftigen, sondern besser mit sich selbst.

Das, was als abstrakte "Information" (nicht die Information in der klassischen Welt) bezeichnet wird, ist *reiner* Zufall, quasi alle Möglichkeiten überhaupt, und es ist überall und nirgends. Wenn es so ist, wie es ist, dann gibt es dafür keine verstandesmäßige Erklärung mehr: Es ist weder Natur- noch Geisteswissenschaft.

Die sich daran anschließende Frage ist die: Durch was oder wie entsteht der "Übertritt" aus etwas "Transzendentem"? Alles, was wir in der 4-dimensionalen Welt erleben, wäre demzufolge alles, was "übergetreten" ist und sich naturwissenschaftlich erklären ließe.

Das Prinzip lautet: Transzendente und bedeutungslose abstrakte "Information" "tritt über" und wird so faktisch. Bedeutung entsteht erst durch Bewusstsein[28]. Dazu bedarf es Informationsträger im klassischen Sinn. Das könnten Photonen sein, die verschränkt sind. Die Informationsübertragung erfolgt instantan und muss vom ZNS auf Bedingungen einer 4-dimensionalen Welt "gedrosselt" werden, um die Bedeutung "begreifbar" zu machen.

Dieses Konzept kann jedoch nur dann verstanden werden, wenn akzeptiert wird, dass es außer diesem nichts gibt. Alles "Seiende" in einer 4-dimensionalen Welt sind verschiedene Realisationen von dieser abstrakten Quanten-prä-Struktur. Und die Interpretation als bedeutungsvolle Information wird erst mit dem Leben sinnvoll.

Daraus stellt sich die Frage, was das überhaupt ist oder soll. Vielleicht sind das die Bedingungen im Inneren eines schwarzen Loches, die uns nicht zugänglich sind?

In diesem Kontext hat Hawking den Ereignishorizont[29] eines

---

28 Eine dazu modifizierte Sicht der Dinge ergibt sich erst im Laufe des folgenden Dialogs
29 Der **Ereignishorizont** ist eine Grenzfläche innerhalb von Raum und Zeit

Schwarzen Loches mit einer "Feuerwand" modifiziert und die Strahlung eben daraus verbannt:

Stephen Hawkings Artikel[30] ist m.E. eher ein Beleg dafür, dass die Relativitätstheorie womöglich "nur" eine Hypothese der Quantentheorie ist: Demnach gibt es ein raum-und-zeitloses Quanteninformationsfeld, aus dem verschränkte, faktisch-reale Photonen "austreten", die äquivalent zu Energie und Materie sind und aus denen die klassische, 4-dimensionale Welt "gebildet" wird. Womöglich ist das schwarze Hintergrundfeld (NASA-Abbildung S. 11) ein gigantisches schwarzes Loch, aus dem via Hintergrundstrahlung im Mikrowellenbereich eine 4-dimensionale Welt gebildet wird (Nimtz: Mozarts Symphonie, Tunneleffekt). Interessanter wäre jedoch der Versuch herauszufinden, wie es sich im Inneren eines schwarzen Loches verhalten könnte. Die **Entropie**, d.h., die bekannte und nicht gewusste (statistische Boltzmann-) Information wäre gewaltig aber endlich, so dass es nicht ganz abwegig wäre, sie mit der bedeutungslosen abstrakten "Information", wie eingangs erwähnt, in Verbindung zu bringen.

In Hinblick auf meine Fragestellung kann ich meinen Sachstand so zusammenfassen:

Der Mensch, als ein sich selbst organisierendes, dissipatives Nichtgleichgewichtssystem benötigt vor allem Energie, um sich fern des thermodynamischen Gleichgewichts "am Leben" zu erhalten, um dem sogenannten "Wärmetod" zu entgehen (Hauptsätze der Thermodynamik).

Die Energie wird über verschränkte Photonen (Schrödinger: Verschränkung, Planck: Wirkungsquantum, Einstein: Photon) in Form von elektromagnetischen Wellen geliefert, die mit universellen Eigenschaften ausgestattet sind: Informations- und Energielieferant und zugleich Materie-Generator (via

---

(Raumzeit). Ereignisse jenseits dieser Grenzfläche sind für einen Beobachter nicht sichtbar.
30 http://arxiv.org/pdf/1401.5761v1.pdf

32 Generalangriff auf die etablierte naturwissenschaftliche Weltsicht

Elektronen). Körpereigene Rezeptoren würden durch Zell-DNAs bereitgestellt werden. Diese haben wohl echte Antenneneigenschaften[31] (Stabantenne, Spiralantenne), über die die einfallenden elektromagnetischen Wellen empfangen werden können. Bedarfsweise wird die DNA in die Lage versetzt, die in ihr enthaltenen Informationen zu decodieren, darüber Materie aufzubauen (Wachstum und Aufrechterhaltung von Lebensprozessen, z.B. via Enzyme) und Energie zur Aufrechterhaltung des thermodynamischen Ungleichgewichts bereitzustellen. Möglicherweise gibt es zusätzlich Akku-Eigenschaften zur Speicherung von Energie und deren bedarfsgerechte Emittierung.

Die via Photonen über den Sehprozess übermittelten Informationen (eingeprägt in Photonen) werden durch das Unterbewusstsein verarbeitet: Im ZNS wird Ihnen Sinn und Bedeutung gegeben und darüber die Wirklichkeit in einer 4-dimensionalen Welt generiert. Aufgrund der Verschränkung der Photonen erfolgt die Informationsübermittlung instantan, d.h. mit Überlichtgeschwindigkeit, und muss durch das ZNS sehr weit unter Lichtgeschwindigkeit "abgebremst" werden, um eine Kompatibilität der Wirklichkeit in einer 4-dimensionalen Welt herzustellen und damit diese "bewusst und begreifbar" zu machen.

Die Erlangung des Ich-Bewusstsein ist ganz offensichtlich ein evolutionärer "der Weg ist das Ziel"-Prozess, was auch immer das sein mag. Auf die Frage "wie kam Bewusstsein in die biologische Welt", antwortete Konrad Lorenz einmal darauf "... wie ein Blitz aus heiterem Himmel" und bezeichnete das als "Fulguration". Karl Popper war in diesem zwischen den beiden geführten Dialog zurückhaltender und beantwortete diese Frage sinngemäß als ein Zustandekommen eines emergenten Prozesses. Letzteren Gedanken finde ich tatsächlich richtungsführend: Aus einer Vielzahl von Einzelformationen entsteht etwas, was mehr als die Summe des Gehaltes von Einzelinformationen ist. Das Ich-Bewusst-

---

31 Siehe auch „Zur Antennenfunktion biologischer Moleküle,, Kapitel 3.2

sein wäre demnach emergentes Produkt aus Einzelinformationen.

Die Steuerung des individuellen Lebensprozesses erfolgt nach den Prinzipien der Selbstorganisation[32] (Haken: Synergetik, Jantsch: Selbstorganisation), einer Top-down Regulierung (Campbell: Downward Causation) und einer dynamischen Dissipation (Prigogine: Dissipation, Boltzmann: statistische Entropie).

In diesem Kontext wäre m.e. "Krankheit" das, was innerhalb der oben beschriebenen Organisationskette zufällig oder ungeregelt abweicht.

Um diese Hypothese überprüfen zu können, könnte folgendes Experiment realisieren werden:

Der Metallkomplex des Hämins ähnelt dem des Chlorophylls. Richard Willstätter[33] (Willstätter: Chlorophyll) hat nachgewiesen, dass Hämoglobin aus Chlorophyll aufgebaut werden kann. Unbestritten ist, dass unter der Photosynthese Chlorophyll entsteht und eine Pflanze zu wachsen beginnt. Wenn der im Hämoglobin befindliche Metallkomplex ähnliche Eigenschaften wie die des Chlorophylls aufweist, bestünde eine Möglichkeit der Messung: Die Wirkung des Lichtes (z.B. Laser, Photonen) auf das Hämoglobin und ggfs. die darüber induzierten Abweichungen. Diese Abweichungen könnten z.B. als "Krankheit" aufgefasst werden.

@@@

@NW:

---

32 Als **Selbstorganisation** werden die von einem System ausgehenden steuernden und ordnenden Elemente und Prozesse bezeichnet, die diesem selbst Form geben, es gestalten oder beschränken, ohne dass erkennbare äußere steuernde Elemente vorliegen.

33 Der deutsche Chemiker **Richard Martin Willstätter** (*1872; † 1942) erhielt 1915 den Nobelpreis für Chemie. Seine Forschungsschwerpunkte lagen im Bereich der Farbstoffchemie, des Chlorophylls, des Hämoglobins, der Anthocyane und den Anfängen der Biochemie.

34 Generalangriff auf die etablierte naturwissenschaftliche Weltsicht

... Den Begriff "abstrakte Information" habe ich immer für eine Eigenschaft verwendet. So wie "rot" oder "eckig" eine Eigenschaft von einer Substanz ist. Weder rot noch eckig können für sich selbst existieren, sondern benötigen zu ihrer Existenz eine Substanz. Ein Ziegel kann rot und eckig sein, aber ohne die Substanz Ziegel existiert rot und eckig nicht selbstständig Rot und eckig sind dann Informationen über die Substanz "Ziegel". Rot und eckig sind abstrakte Informationen und **gehören zur Geisteswissenschaft**. Abstrakte Information lässt sich nicht ohne weiteres in Energie umwandeln und ist deshalb nicht äquivalent zu Energie.

Nun gibt es aber eine Verbindung zwischen der abstrakten Welt und der physikalischen Welt. Wir können für die physikalische Welt auch gern die klassische Welt, die reale Welt oder die Welt der Naturwissenschaft sagen. Die Verbindung der beiden Welten Geistes- und Naturwissenschaft ist der **physikalische Prozess**. Physikalische Prozesse sind Wechselwirkungen oder Kräfte.

Wenn Sie den "Widerhall des Urknalls" gelesen haben, dann haben Sie auch etwas über Maxwells Dämon[34] gelesen. In dem Gedankenexperiment wird ganz deutlich, wie die Information über den Aufenthaltsort der Gasmoleküle in Arbeit umgewandelt werden kann. Die Information über den Aufenthaltsort ist eigentlich nur abstrakte Information. Jetzt kommt das große aber: Aber die **Verbindung der abstrakten Information mit dem Prozess** zur Gewinnung von Arbeit lässt die abstrakte Information etwas ganz anderes werden. Der Prozess selbst ohne die abstrakte Information über den Aufenthaltsort des Gasmoleküls kann keine Arbeit verrichten. Erst die Verbindung mit der abstrakten Information ist geeignet, Arbeit zu verrichten.

---

34 Der **Maxwell-Dämon** ist ein vom schottischen Physiker James Clerk Maxwell 1871 veröffentlichtes Gedankenexperiment. Das Dilemma, das aus diesem Gedankenexperiment resultierte, wurde von vielen namhaften Physikern bearbeitet und führte zu der Erkenntnis, dass zwischen Information und Energie ein grundlegender Zusammenhang besteht.

Hier möchte ich nun den ursprünglich geisteswissenschaftlichen Begriff "Bedeutung" einführen. Der physikalische Prozess, der zu Maxwells Dämon gehört, gibt der abstrakten Information über den Aufenthaltsort des Moleküls eine "physikalische Bedeutung". Und **nur abstrakte Information mit physikalischer Bedeutung kann Arbeit verrichten und ist äquivalent zu Energie.**

Nachdem die Maschine (Maxwells Dämon) ihre Arbeit verrichtet hat, verliert die abstrakte Information ihre physikalische Bedeutung, weil sie nicht mehr auf den Aufenthaltsort eines Moleküls verweist. Sie ist wieder zur abstrakten Information ohne Bedeutung geworden und kann keine Arbeit mehr verrichten.

Außer der abstrakten Information existiert eine Informationsart, die mit dem Aufbau unserer Welt aus den kleinsten unteilbaren Einheiten zu tun hat. Der Physiker Weizsäcker[35] hat sie "Ure" genannt. Aus den Ure hat er die gesamte Welt aufgebaut gesehen. Allerdings war es Weizsäcker nicht klar, dass man aus abstrakter Information keine reale Welt aufbauen kann. Hätte er seine Ure als eine Substanz definiert, dann wäre alles in Ordnung gewesen. Um nun klarzustellen, dass die kleinsten Einheiten der Welt eine Substanz sein müssen, nenne ich die Informationsart **"Substanzinformation"** und die kleinsten Einheiten **"S-Bits"**. Da sich laut Einsteins berühmter Formel $E = m * c^2$ Materie in Energie umwandeln lässt und umgekehrt, gibt es noch eine Informationsart, die reiner Energie entspricht, diese habe ich **"Strukturinformation"**[36] genannt und die zugehörigen kleinsten

---

35 **Carl Friedrich von Weizsäcker** (*1912, †2007) war ein deutscher Physiker und Philosoph .Mit der Aufsatzsammlung "Die Einheit der Natur" (1971) gelang es ihm die Quantenphysik axiomatisch aus der Unterscheidung empirisch entscheidbarer „Ur-Alternativen" aufzubauen. In Zusammenarbeit mit **Thomas Görnitz** gelang es ihm außerdem die Größenordnung der Entropie abzuschätzen, die frei wird, wenn ein Proton in ein Schwarzes Loch stürzt.

36 Siehe Übersicht der Informationsarten auf S. 60

Einheiten ebenfalls "S-Bits".

Hier schließt sich übrigens der Kreis zu der "abstrakten Information mit Bedeutung". Abstrakte Information mit Bedeutung ist äquivalent zur Substanz- oder Strukturinformation.

Damit unsere Welt bestehen kann, so wie wir sie kennen, braucht es noch eine weitere Zutat. Diese Zutat ist die "Fluktuation"[37]. Fluktuation ist der reine Zufall, der durch nichts und niemand bestimmt werden kann. Es ist der Quantenzufall. Der Fall eines Würfels kann theoretisch vorherberechnet werden, wenn man die physikalischen Gesetze kennt und die Anfangsbedingungen. Beim Quantenzufall bzw. der Fluktuation ist das nicht möglich. Das Würfelergebnis ist dagegen der klassische Zufall.

Durch Fluktuation entstehen in Teilchenbeschleunigern Teilchen, die beobachtet, gezählt und gemessen werden können.

Fluktuation angewendet auf S-Bits lässt größere Einheiten (=Packe) entstehen. Im Büchlein "Supervereinigung" habe ich nachgewiesen, dass Packe zu Photonen werden können und sowohl Raum als auch Zeit erzeugen. Das stellt aber nicht die bisherige physikalische Weltsicht auf den Kopf, sondern ist nur eine Erweiterung. Alle bisherigen physikalischen Erkenntnisse bleiben natürlich bestehen.

Der Physiker hat für diesen Übertritt den Fachbegriff "Dekohärenz" geprägt. Wenn ein bisher abgeschlossenes Quantensystem mit seiner Umgebung in Wechselwirkung tritt, dann kommt das vor, was Dekohärenz genannt wird.

Vereinfacht gesagt geht das Quantensystem durch die Wechselwirkung in einen **realen (faktischen) Zustand** über und verhält sich anschließend wie ein klassisches System. Voraussetzung für den Übertritt ist also eine Wechselwirkung. Und damit sind wir wieder bei den Prozessen, welche die abstrakte

---

37 Siehe auch Fußnote auf S. 11

Welt mit der realen physikalischen Welt verbinden, denn Wechselwirkungen sind nichts anderes als Prozesse.

Fluktuation ist übrigens ein Prozess auf elementarster Ebene. Einen einfacheren Prozess als Fluktuation gibt es nicht.

Bewusstsein ist bisher noch nicht im Rahmen einer physikalischen Theorie definiert worden. Deshalb habe ich mir die Mühe gemacht, nach einer sinnvollen Definition zu suchen, mit der sich im Rahmen einer physikalischen Theorie arbeiten lässt. Herausgekommen ist die Definition, die ich auf S. 148 meines Buchs "Der Widerhall" beschrieben habe. Demnach ist Bewusstsein ein informationsverarbeitender Prozess, der nicht determinierte Entscheidungen trifft, die zu zielgerichtetem Verhalten zur Befriedigung von Bedürfnissen führen[38]. Obwohl "Bedürfnis" kein physikalischer Begriff ist, habe ich ihn zur Verdeutlichung in der Definition gelassen. Wenn man Bedürfnis definiert als "die **Neigung** ein Ziel zu verfolgen", dann ist Bedürfnis die abstrakte Information zur Steuerung eines Prozesses in diesem Fall des Bewusstseinprozesses.

Jetzt erkennt man sicher wieder die Verbindung zu dem, was ich in der letzten Mail geschrieben habe. Da Bewusstsein ein Prozess ist, der die abstrakte Welt mit der realen verbindet, kann er abstrakter Information eine (physikalische) Bedeutung geben. Und wie wir weiter oben (siehe Maxwells Dämon, Fußnote auf S. 34) gesehen haben ist die abstrakte Information zusammen mit ihrer physikalischen Bedeutung sogar äquivalent zu Energie.

Wenn man dagegen Bedeutung als etwas Abstraktes ansieht, dann ist es wohl so, dass abstrakte Bedeutung ausschließlich in einem Bewusstsein entsteht. Physikalische Bedeutung andererseits kann im Bewusstsein entstehen, aber auch durch einen beliebigen anderen Prozess, der prinzipiell fähig ist, die zugrundeliegende abstrakte Information in Arbeit (Energie) umzuwandeln (siehe dazu die Ausführungen zu Maxwells Dämon).

---

38 Vollständige Definition von Bewusstsein siehe Fußnote auf S. 95

Was macht nun das ZNS mit abstrakter Information? Das ZNS ist wohl ähnlich wie das Bewusstsein nicht nur eine biologische Substanz, sondern etwas, was Informationen verarbeitet. D. h.,. das ZNS ist ein informationsverarbeitender Prozess, ähnlich wie das Bewusstsein. Es sorgt für Wechselwirkungen, es kann Arbeit verrichten, die durch abstrakte Information gesteuert wird. Sicher kann es auch die Information von Photonen verarbeiten - dafür habe ich bei meinen Recherchen medizinische Belege gefunden. Bevor die Photonen in das ZNS eintreten und eine Wechselwirkung eingehen, befinden sie sich wohl in einem transzendenten Zustand. Erst durch die Wechselwirkung im ZNS werden sie real (siehe dazu die Bemerkungen zur Dekohärenz auf S. 36).

Verschränkte Photonen sind ein Beleg dafür, dass unsere Welt nicht nur eine 4-dimensionale Welt ist, sondern dass es einen physikalischen Bereich jenseits von Raum und Zeit gibt, in dem Prozesse stattfinden. Der Prozess der "Informationsübertragung" (besser: Kommunikation) zwischen verschränkten Photonen ist, wie der Physiker sagt: **nichtlokal**, d.h., er kann nicht innerhalb von Raum und Zeit stattfinden. Deshalb kann man eigentlich auch nicht sagen, dass die Informationsübertragung schneller als mit Lichtgeschwindigkeit stattfindet. Jenseits von Raum und Zeit werden alle Prozesse instantan ausgeführt. Ein "Abbremsen" kann es nicht geben, weil "instantan" keine Geschwindigkeitsaussage ist. Das bedeutet: Entweder es tritt eine Wechselwirkung mit einem System ein, das sich in der 4-dim Raumzeit befindet, dann gelten die Gesetze der klassischen Physik. Oder es tritt keine Wechselwirkung mit einem System in der 4-dim Raumzeit ein, dann sind aber in unserem Beispiel die Photonen in einem energetischen Zustand (Quantenzustand) jenseits von Raum und Zeit. Erst die Wechselwirkung z.B. im ZNS lässt sie real werden.

Es gibt noch einen weiteren Aspekt zu beachten: Da in dem Bereich jenseits von Raum und Zeit Energie nicht in Form von Materie vorkommen kann (Materie kann es nur in der 4-dim

Raumzeit geben) kann Energie in diesem jenseitigen Bereich nur als eine Art Information existieren. Und diese Art von Information ist das was ich als **Strukturinformation** bezeichnet habe. Strukturinformation ist etwas Physikalisches und etwas ganz anderes als abstrakte Information. Abstrakte Information braucht einen Informationsträger. Strukturinformation ist aus S-Bits aufgebaut, kann aus sich selbst heraus existieren und braucht keinen Träger. Strukturinformation ist direkt äquivalent zu Energie und braucht keinen Prozess, der ihr Bedeutung gibt.

Ich habe ich nun Hawkings Artikel (siehe S. 31) in Ruhe durchlesen können und kann auch zum letzten Teil Ihres Mails einen Kommentar abgeben.

Zunächst zu Hawking: Ich war erstaunt, dass Hawking über den Weg der Kosmologie auf eine etwa gleiche Kernaussage über das Wesen von Information gekommen ist, wie ich sie durch ganz anders geartete Überlegungen gefunden habe. Sie haben das sehr gut formuliert durch Ihre Aussage, der ich vorbehaltlos zustimme:

Demnach gibt es ein raum-und-zeit-loses Quanteninformationsfeld, aus dem verschränkte, faktisch-reale Photonen "austreten", die äquivalent zu Energie und Materie sind und aus denen die klassische, 4-dimensionale Welt "gebildet" wird.

Ergänzend dazu denke ich, dass das "Austreten" durch zufällige Fluktuation bewirkt wird. Photonen haben aber nicht alle die gleiche Energie. Es gibt Photonen mit geringer Energie und solche mit hoher Energie. Das bedeutet: Im Quanteninformationsfeld gibt es mehr oder weniger große Zusammenfassungen von Informationsmengen, die ich in meinen Schriften Packe genannt habe und die jeweils äquivalent zu Energie und Materie sind. Und es muss eine kleinste Einheit von dem existieren, was zusammengefasst werden kann. Diese kleinste Einheit habe ich S-Bit genannt. Ein **System** aus Zusammenfassungen von S-Bits und Fluktuationen kann alle möglichen Relationen (Beziehungen) entstehen lassen bzw. eingehen. So ein System kann auch den Charakter eines Prozesses annehmen. Die Auswirkungen der Prozesse können dann teilweise in der klassischen 4-dimensionalen Welt beobachtet werden, wodurch wir Rückschlüsse ziehen können, was in dem raum-und-zeit-losen Quanteninformationsfeld geschieht.

Noch eine weitere Ergänzung: Das raum-und-zeit-lose Quanteninformationsfeld ist ein Informationsspeicher (= Aufenthaltsort von Information). Und da das Quanteninformationsfeld raum-und-zeit-los ist geht auch keine Information mit der Zeit verloren. Die Information bleibt für immer erhalten. Das hat Auswirkungen auf das menschliche Bewusstsein. Wenn das Bewusstsein ein informationsverarbeitender Prozess ist, wovon ich ausgehe, und wenn **alle Prozesse und alle Informationen der Welt letztendlich auf dem raum-und-zeit-losen Quanteninformationsfeld fußen**, dann bleiben sowohl die dazugehörigen Prozesse, wie auch die Information, die in den Bewusstseinsprozess eingeht, selbst nach dem zeitlichen Ende des menschlichen Körpers erhalten. Und die Quantenphysik geht tatsächlich davon aus, dass die letzte Wirklichkeit der Welt Quantenfelder sind, auf denen alles basiert. Nur haben die meisten renommierten Physiker bisher noch nicht so offen bekannt, dass die Quantenfelder raum-und-zeit-los und real physikalisch sein müssen.

Ihre Ausführungen, Herr Wrobel, hinsichtlich der Fragestellung sind m.E. stimmig. Nur die Formulierung Information "tritt über" würde ich lieber als eine **Wechselwirkung** ansehen, die durch einen Prozess bewirkt wird. Und dann sind wir wieder bei der Frage, was wechselwirkt? Antwort: Ein Informationspack des raum-und-zeit-losen Quanteninformationsfelds wechselwirkt infolge einer Fluktuation mit einem Objekt, das sich bereits faktisch in der 4-dim Raumzeit befindet. Die Eigenschaften der Wechselwirkung werden durch einen Prozess bestimmt, der im

Quanteninformationsfeld gespeichert ist.

Das ist der Augenblick in dem etwas aus dem Transzendenten "übertritt" oder weit unter Lichtgeschwindigkeit "abgebremst" wird. Ich würde es vorziehen zu sagen:

Objekte (Packe) des raum-und-zeit-losen Quanteninformationsfelds werden mit Objekten der 4-dim Raumzeit **koordiniert** und **durchlaufen eine Zustandsänderung**. Dadurch werden sie faktisch.

Warum es nicht so sinnvoll ist, "unter Lichtgeschwindigkeit abgebremst" zu sagen, habe ich schon in einem früheren Mail geschrieben. In dem raum-und-zeit-losen Quanteninformationsfeld gibt es keine Geschwindigkeiten, weil der Begriff Geschwindigkeit in seiner Definition die Zeit enthält.

Ansonsten kann ich aus meiner Sicht als Mathematiker/Physiker Ihrer zusammenfassenden Darstellung insbesondere auch dem, was Krankheit ist, nur zustimmen. Genauso kann ich dem nur zustimmen wie sie die Einwirkung von Photonen auf das ZNS formuliert haben.

42 Generalangriff auf die etablierte naturwissenschaftliche Weltsicht

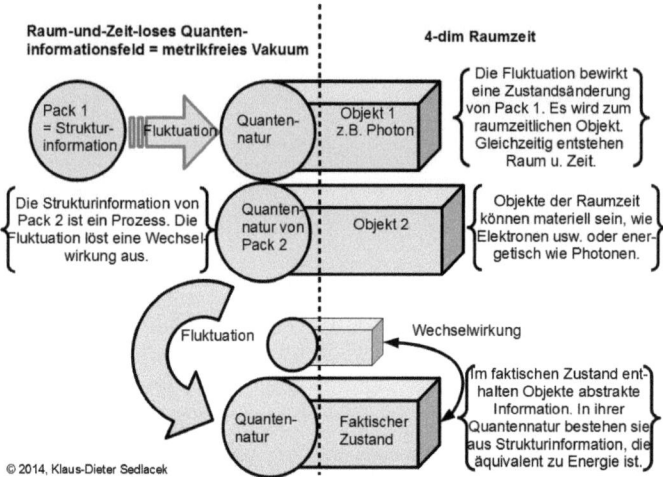

Abb. 2: Zusammenhang zwischen dem raum-und-zeit-losen Quanteninformationsfeld und der 4-dimensionalen Raumzeit

2.4 Was ist vor der Dekohärenz?

@KDS:

… Prima vista und als eine sehr wichtige Erkenntnis habe ich wahrgenommen, wie wichtig die Nomenklatur ist, um zu einem synchronen Informationsverarbeitungsprozess zu kommen.

Vor allem die Begriffe "Information" und "Bedeutung" haben es in sich. Gefühlsmäßig würde ich die von Ihnen entwickelten Gedanken am ehesten denen von C.F.v. Weizsäcker zuordnen und damit auch der daraus entstandenen, grundsätzlichen Problematik. Zugleich bin ich davon überzeugt, dass jeder Ansatz, der verfolgt wird, nur dann richtungsführend werden kann, wenn er nur radikal genug ist und so mit dem Mainstream bricht.

In diesem Sinne nun meine provokante Frage: Ist das Prä-Dekohärente und das Entanglement lediglich eine andere Beschreibung für "Schwerkraft"?

@@@

@NW:

… Was Ihre Frage zur Quantenverschränkung (= Entanglement) und zur Prä-Dekohärenz betrifft, denke ich, ist es so:

Quantenobjekte befinden sich vor der Dekohärenz nicht innerhalb der Raumzeit, sondern im raum-und-zeit-losen Quanteninformationsfeld. Nur dadurch ist es möglich, dass verschränkte Quantenobjekte über ihre gegenseitigen Zustände praktisch instantan Bescheid wissen. Denn innerhalb der Raumzeit[39] ist kein Informationsaustausch schneller als mit Lichtgeschwindigkeit möglich. Die Raumzeit in der Umgebung eines Quantenobjekts entsteht erst im Augenblick der Dekohärenz. Das muss man sich so vorstellen, als ob ein Tintendrucker ein winziges Tintentröpfchen zu Papier bringt. Die Raumzeit als Ganzes entsteht durch Emergenz aus vielen Dekohärenzen. Um beim Tintendrucker zu bleiben: Viele Tintentröpfchen über das Papier verteilt ergeben als Ganzes ein Bild. Das Bild ist durch Emergenz aus den Tintentröpfchen entstanden.

---

39 Siehe Fußnote S. 28

44 Generalangriff auf die etablierte naturwissenschaftliche Weltsicht

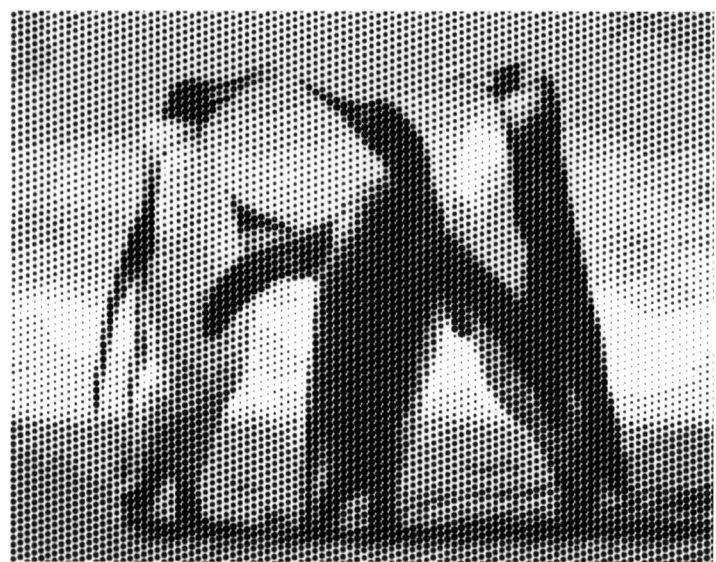

Abb. 3: Metapher für das Entstehen der Raumzeit: Das Bild ist wie die Raumzeit durch Emergenz entstanden. Erst das Zusammenwirken der Tintentröpfchen in ihrer Gesamtheit ergibt das Bild.

Nachdem die Raumzeit in der Umgebung des Quantenobjekts entstanden ist, ist das Quantenobjekt nun in einem faktischen Zustand, d.h., es folgt den Regeln der klassischen Physik, sein Aufenthaltsort zum Zeitpunkt der Dekohärenz ist exakt feststellbar. Das war vorher nicht so, wie aus der Heisenberg'schen Unschärferelation folgt (das ist übrigens ein weiterer Beleg dafür, dass sich das Quantenobjekt vor der Dekohärenz nicht innerhalb der Raumzeit aufhielt).

Und nun zur Frage nach der Schwerkraft:

Ich denke, dass Einstein recht hat, wenn er in der allgemeinen Relativitätstheorie Schwerkraft als eine Erscheinung der Raumzeitgeometrie beschreibt. Wenn Schwerkraft also tatsächlich eine Erscheinung der Raumzeitgeometrie ist, dann kann sie auch erst in dem Moment auftreten, in dem Raumzeit gebildet wird und durch Emergenz die Raumzeitgeometrie entsteht. Das bedeutet: Quantenobjekte tragen erst im Moment der Dekohärenz etwas zur Schwerkraft als Ganzes bei. Vor der Dekohärenz gibt es keine Schwerkraft.

Übrigens: Ich hab einen interessanten Beitrag im Internet gefunden, der zu unserem Diskussionsthema passen könnte.[40]

2.5 Wichtige Begriffe quantenphysikalischer Beschreibungen

@KDS:

… Herzlichen Dank für Ihre Ausführung. Werde die Frage in Zusammenhang mit der Gravitationstheorie zu einem späteren Zeitpunkt noch einmal, aber anders stellen.

Habe bei meinen Recherchen nicht verstanden, was das genau ist:

- Hilbertraum

- Minkowski-Raum

- Tensor

- Kollaps der Wellenfunktion und Skalarprodukt.

Können Sie das verständlich erklären?

@@@

@NW:

... Es handelt sich um Begriffe der höheren Mathematik oder theoretischen Physik. Die abstrakten Vorstellungen und Regeln, die dahinter stecken, dienen hauptsächlich dazu mathematische oder physikalische Modelle zu formen, welche eine Realität be-

---

40 http://www.heise.de/tr/artikel/Strahlen-schalten-Schmerzen-ab-2138249.html

schreiben sollen. Modelle sind nicht die Wirklichkeit. Sind die Modelle gut, lassen sich bestimmte Vorhersagen über die Wirklichkeit machen, die einer experimentellen Nachprüfung standhalten.

Einer der verständlichsten Begriffe von den aufgeführten ist der Tensor. Sie kennen sicher den Begriff der Matrix, der für eine tabellarische Anordnung von Zahlen verwendet wird. Anschaulich, wenn auch nicht ganz mathematisch korrekt kann man sich einen Tensor als eine mehrdimensionale Matrix vorstellen. Die Matrix ist ein Tensor 2-ter Stufe (2 Dimensionen, nämlich Zeilen und Spalten). Ein einzige Spalte oder eine einzige Zeile mit Zahlen ist ein Tensor 1-ter Stufe und eine einzige Zahl ist ein Tensor 0-ter Stufe. In der Physik benutzt man gern Tensoren, um den Zustand eines Körpers mit vielen Zahlen zu beschreiben. Auch Punkte unserer 4-dim Raumzeit werden gern durch Tensoren 2-ter Stufe beschrieben.

Für Tensoren hat man Regeln eingeführt, damit man etwas ausrechnen kann. Die Regeln haben Namen wie Vektorprodukt oder Skalarprodukt. Ein Skalarprodukt ist eine Rechenregel wie man durch eine Art Multiplikation zweier Tensoren einen Betrag oder eine einzige Zahl erhält. Ob das sinnvoll ist, hängt davon ab, für welches reale System die Tensoren ein Modell sein sollen. Ähnliches gilt für das Vektorprodukt, das als Ergebnis einen Pfeil, einen Vektor oder eine Raumrichtung hat.

Ich halte es folgendermaßen mit den Mathematikern und Physikern, die seitenweise Formeln mit Tensoren aufschreiben und irgendetwas berechnen: Der Weg, wie sie zum Ergebnis kommen, ist mir völlig egal, weil niemand beweisen kann dass ihre Modellvorstellungen der Wirklichkeit auch entsprechen. Wenn aber das Ergebnis der experimentellen Nachprüfung standhält, dann sage ich: Wirklich toll, dass es Leute gibt, die sich die Mühe machen und auf so komplizierten Wegen zu Erkenntnissen gelangen.

Wichtige Begriffe quantenphysikalischer Beschreibungen 47

Der Fehler dieser Leute ist meist, dass sich ihre Gedanken dermaßen in den abstrakten Gedankenwelten bewegen, dass sie den Bezug zur realen physikalischen Welt aus den Augen verlieren und sich deshalb keinem Außenstehenden verständlich machen können. Ich glaube, dass die meisten tollen Theorien, die auf komplexen mathematischen Modellen beruhen, höchstens von einem Dutzend Menschen in der Welt gelesen und auch verstanden werden. Eine einzige Ausnahme scheint mir die Stringtheorie zu sein. Das liegt aber daran, dass hier enorm viel Forschungsgelder verpulvert werden. Und jeder, der davon sein Kuchenstück abhaben will, sich darin auskennen sollte, obwohl es wohl niemals einen experimentellen Nachweis für die Richtigkeit der Ergebnisse der Stringtheorie geben wird.

Übrigens brauchte Albert Einstein weit länger als 10 Jahre, um die Mathematik einschließlich der Tensorrechnung zu lernen, die nötig war, die allgemeine Relativitätstheorie auf ein mathematisches Fundament zu stellen. Und dann fummelte er weitere Jahrzehnte an den Formeln herum, um sie einigermaßen den Beobachtungen anzupassen. Diese Aussage soll sein Verdienst in keiner Weise schmälern, sondern nur zeigen, dass man unterscheiden muss zwischen dem abstrakten Formeldenken und der Realität, die sich in Beobachtungen und Experimenten zeigt. Häufig mögen die abstrakten mathematischen Modelle nützlich sein, experimentelle Ergebnisse vorherzusagen, aber genauso häufig weisen sie in die Irre und müssen deshalb der Realität angepasst werden.

Mein Weg zu neuen Erkenntnissen zu gelangen, ist dagegen die Ergebnisse Anderer unter einem neuen Kontext zu betrachten und logische oder philosophische Schlussfolgerungen daraus zu ziehen. Das ist einfacher, schneller und ich glaube für viele meiner Mitmenschen etwas verständlicher.

Nun zum "Kollaps der Wellenfunktion": Die Wellenfunktion wurde vom Physiker Schrödinger aufgestellt, um das Verhalten quantenphysikalischer Systeme zu beschreiben. Ob es ein

Geistesblitz war oder ob er solange an der Formel rumgefummelt hat, bis man mit ihr quantenphysikalische Ergebnisse vorhersagen konnte, ist nicht genau bekannt. Es spricht aber mehr dafür, dass er gefummelt hat. Was kann man nun mit der Wellenfunktion vorherberechnen? Wenn man das Quadrat der Wellenfunktion bildet, dann bekommt man als Ergebnis die Aufenthaltswahrscheinlichkeit (nicht den exakten Ort, sondern nur eine Wahrscheinlichkeit!) der Elementarteilchen, für welche die Wellenfunktion aufgestellt wurde. Obwohl man als Ergebnis nur Wahrscheinlichkeiten bekommt, hat sich die Wellenfunktion als außerordentlich nützlich erwiesen, indem man etwas berechnen konnte, was für die Entwicklung von Handys, Computern, Laser usw. wichtig war und immer noch ist. Ohne die Wellenfunktion würde die Welt völlig anders aussehen, weil es alle modernen elektronischen Errungenschaften nicht gäbe.

Was ist aber der Kollaps? Der Kollaps ist der Moment in dem das Elementarteilchen, für das die Wellenfunktion aufgestellt wurde, eine Wechselwirkung mit einem Messinstrument oder irgendeine andere Wechselwirkung eingeht. Denn ab diesem Moment kann es nicht mehr mit der Wellenfunktion beschrieben werden (die Wellenfunktion ist praktisch kollabiert, sie gilt nicht mehr). Vielmehr kann das Elementarteilchen ab diesem Moment mit Formeln der klassischen Physik beschrieben werden. Statt "Kollaps der Wellenfunktion" kann man auch "Dekohärenz" sagen. Beides meint das gleiche, auch wenn zur Dekohärenz eine etwas andere Theorie gehört.

Warum kollabiert aber die Wellenfunktion? Das liegt daran, dass vor dem Messen des Elementarteilchens bzw. dem Eingehen einer Wechselwirkung die Wellenfunktion keineswegs einen realen Zustand beschreibt, sondern nur etwas Abstraktes, das ausschließlich in den Köpfen der Physiker existiert. Die Wirklichkeit holt die Physiker in dem Augenblick ein, in dem die Messung erfolgt. Und die Überraschung ist groß, dass auf einmal das Elementarteilchen sich nicht mehr durch die Wellenfunktion

Wichtige Begriffe quantenphysikalischer Beschreibungen 49

beschreiben lassen will. Die Wellenfunktion ist dummerweise kollabiert. Vertrackt die ganze Sache! (Ich hoffe, Herr Wrobel, es macht Ihnen nichts aus, wenn ich manchmal eine leicht ironische Darstellung der Zustände bringe).

Was ist ein Minkowski-Raum? Sie kennen sicher noch aus dem Mathematikunterricht die Achsenkreuze (Koordinaten). Waagrecht die X-Achse (Koordinate). Senkrecht die Y-Achse (Koordinate). Beide Achsen stehen senkrecht aufeinander. Das kann man sich fortgesetzt denken ins 3-dimensionale. Drei Koordinaten(achsen) senkrecht aufeinander heißen "Euklidischer Raum".

Der Mathematiker Minkowski hat nun 1907 ein spezielles Koordinatensystem eingeführt, bei dem die einzelnen Achsen nicht senkrecht aufeinander stehen, sondern einen anderen Winkel als 90 Grad zueinander haben. Zudem fügte er noch eine vierte Koordinate hinzu (Zeitkoordinate) um die Verhältnisse der Raumzeit der speziellen Relativitätstheorie möglichst einfach und anschaulich beschreiben zu können. Der so gebildete Raum heißt Minkowski-Raum oder auch Minkowski-Welt. Mit seinem Trick gelang es Minkowski die Auswirkungen der Relativitätstheorie anschaulich grafisch darzustellen. Der Minkowski-Raum ist genauso wie die anderen abstrakten mathematischen Hilfsmittel nur ein Modell, mit dem ein Ausschnitt der Wirklichkeit ganz gut beschrieben werden kann, aber niemals die Wirklichkeit als Ganzes. Übrigens hat Einstein mit seiner allgemeinen Relativitätstheorie gezeigt, dass unsere Welt nicht einem euklidischen Raum gleicht, so wie der antike griechische Mathematiker Euklid glaubte oder die Physiker vor Einstein glaubten.

Ein euklidischer Raum (siehe weiter oben) mit einer endlichen Anzahl Dimensionen kann auch als Hilbertraum nach dem deutschen Mathematiker David Hilbert bezeichnet werden, weil hierin Winkel und Längen definiert sind, weil es Richtungspfeile (Vektoren) gibt und es Rechenregeln für die Ermittlung der

Länge von Vektoren gibt (Skalarprodukt). Da man sich aber auch viel allgemeinere Räume vorstellen kann, als den euklidischen Raum, in dem trotzdem die aufgeführten Kriterien (Winkel, Längen, Vektoren, Skalarprodukt usw.) gelten, weil sie geeignet definiert wurden, nennt man solche Art Räume ganz allgemein eben Hilbertraum.

2.6 Verknüpfung zwischen der Quanteninformationsfeldtheorie und der allgemeinen Relativitätstheorie

@KDS:

... Ihre Ausführungen sind sehr instruktiv und hilfreich!

Will meine Frage zur Gravitation nun präzisieren: Zwischen Verschränkung und Schwerkraft scheint es eine verblüffende Analogie zu geben. Wäre es denkbar, dass die bedeutungslose, trägerlose und abstrakte Information mathematisch mit der Gravitationstheorie zusammengeführt werden könnte? Wenn ja, wäre nicht damit eine Verknüpfung zwischen der Quantenfeldinformationstheorie und der allg. Relativitätstheorie gelungen? Da eine Normierung der Information als eine absolute Größe möglich zu sein scheint[41], könnte dann Gravitation nicht ebenfalls zu einer absoluten Größe werden?

@@@

@NW:

... Ein Kennzeichen der Verschränkung ist es, dass sich im Experiment eine instantan wirkende Verbindung zwischen den verschränkten Elementarteilchen offenbart, die nicht mit Wechselwirkungen innerhalb von Raum und Zeit erklärt werden

---

41 Vgl. Görnitz, T: Deriving General Relativity from Considerations on Quantum Information, S. 107

kann. Verschränkung ist also ein **nichtlokales** Phänomen. Ich habe bereits vor längerer Zeit daraus abgeleitet, dass ein physikalischer Bereich jenseits von Raum und Zeit existieren muss. Wir haben dann diesen Bereich in unseren vorangegangenen Mails als raum-und-zeit-loses Quanteninformationsfeld bezeichnet.

Gibt es bei der Gravitation ebenfalls eine instantan wirkende Verbindung zwischen zwei Objekten? Oder ist Gravitation ein **lokales** Phänomen innerhalb der Raumzeit?

Einerseits kann man sagen: Wenn ein raum-und-zeit-loses Quanteninformationsfeld existiert, dann gilt das nicht nur für die Phänomene der Verschränkung, sondern das Quanteninformationsfeld ist ein generelles Hintergrundfeld unseres Universums und muss auf irgendeine Weise auch einen Bezug zur Gravitation haben. Da in dem Quanteninformationsfeld ausschließlich eine Art Information existieren kann, nicht jedoch Materie, muss jede Verknüpfung auf der letzten Erklärungsebene über eine physikalische Informationstheorie erfolgen. In meinem Büchlein "Supervereinigung" habe ich 2010 für eine Rückführung der Gravitation auf Information auf den Seiten 51-55 eine Formel aufgestellt. Im Grunde ist das eine Bejahung Ihrer Frage.

Doch ich will die Seite der Mainstream-Physik nicht verschweigen. Albert Einstein hat für seine allgemeine Relativitätstheorie sogenannte Feldgleichungen aufgestellt, welche auf der einen Seite die Parameter der Raumgeometrie enthalten und auf der anderen Seite Energie und Materie, welche die Raumgeometrie beeinflussen. Eine der möglichen mathematischen Lösungen dieser Feldgleichungen deutet darauf hin, dass es Gravitationswellen gibt, die **nicht instantan** wirken, sondern eine gewisse Zeit benötigen, bis sie von einem Ort zum anderen gewandert sind. Seitdem versuchen die Experimental-Physiker mit riesigen Messanordnungen die Existenz von Gravitationswellen nachzuweisen. Bisher ist es ihnen nicht gelungen.

Ich möchte das Ergebnis so zusammenfassen: Wenn es den Physikern gelingen sollte, die Existenz von Gravitationswellen direkt nachzuweisen, dann kann ich keine Analogie zwischen Verschränkung und Schwerkraft erkennen. Wenn es andererseits gelingen sollte experimentell nachzuweisen, dass Gravitation instantan wirkt, d.h., ein nichtlokales Phänomen ist, dann sehe ich das als einen experimentellen Beleg dafür an, dass die theoretische Zusammenführung von Phänomenen der Verschränkung und der Gravitation über ein kosmologisches Hintergrundfeld (raum-und-zeit-loses Quanteninformationsfeld) berechtigt ist. Allerdings habe ich wenig Hoffnung, dass Experimental-Physiker in absehbarer Zeit eine instantane Wirkung der Gravitation nachweisen.

2.7 Kann die Quanteninformationsfeldtheorie falsifiziert werden?

@KDS:

... Maxwell wusste gewiss noch nicht, dass es Quantenphänomene gibt. Ganz offensichtlich war sein Dämon Beobachter und Nichtbeobachter in Personalunion.

Bezogen auf den Messprozess ergeben sich weitere, fundamentale Fragen. U.a. auf S. 104 des "Widerhalls" schreiben Sie, dass sich das in dem Buch Geschriebene auf eine gerade erfolge Messung beziehen und sich das System in einem eindeutigen Zustand befinden würde.

Ich finde die Begriffe "Wechselwirkung", "Fluktuation" oder "Dekohärenz" eine gute und nachvollziehbare Beschreibung der eigentlich Situation, allerdings gilt sie nur für die reale Welt.

Wenn wir nun die Auswirkungen dessen, was real-faktisch und damit eindeutig geworden ist, mit mathematisch-naturwissenschaftlichen Methoden beschreibbar machen (können), dann stellt sich die Frage, was das wohl sein mag, was vor der Dekohärenz ist. Logisch gesehen lässt sich das, was vorher ist, nicht mathematisch-naturwissenschaftlich beschreiben.

Wenn dem aber so ist, dann kann es keine Methode geben, um nachzuweisen, dass es ein Quanteninformationsfeld überhaupt gibt. Und sollte es eine reine Theorie sein, dann fehlte das Werkzeug, die Theorie zu falsifizieren[42]. Sollte es ein Experiment geben, mit dem etwa der Casimir-Effekt[43] beobachtet werden kann, kann daraus immer noch nicht geschlossen werden, es gebe ein mathematisch-naturwissenschaftlich begründbares Quanteninformationsfeld.

Daraus zusammengefasst ergibt sich abschließend die Frage: Ist die abstrakte, träger- und bedeutungslose Information etwas aus der realen Welt oder nicht?

Bin gespannt!

@@@

@NW:

... Ihre Frage ist gut. Langsam nähern wir uns dem Eingemachten, über das sich die berühmtesten Quantenphysiker die Köpfe zerbrochen haben und darüber unterschiedlicher Meinung waren. Heute sieht es zwar so aus, als habe der Mainstream die Oberhand, aber es gibt immer wieder Überraschungen und unter der friedlichen Oberfläche brodelt es.

Heute werde ich über zwei Dinge schreiben:

1. Kann ein raum-und-zeit-loses Quanteninformationsfeld

---

42 **Falsifizierung** ist der Nachweis der Ungültigkeit einer Aussage. Eine wissenschaftliche Theorie muss prinzipiell falsifizierbar sein. Sonst handelt es sich nicht um eine wissenschaftliche Theorie.

43 Der **Casimir-Effekt** ist ein quantenphysikalischer Effekt, der bewirkt, dass auf zwei parallele, leitfähige Platten im Vakuum eine Kraft wirkt, die beide zusammendrückt.

naturwissenschaftlich einwandfrei nachgewiesen werden und wie kann die dazugehörige Theorie falsifiziert werden?

2. Welche Informationsarten gibt es, in welche Welten gehören sie und warum.

Der zweite Punkt ist zwar schon mehrfach von mir angesprochen worden, aber ich habe das Gefühl, dass irgendetwas mit Ihrer Vorstellung über die abstrakte Information nicht stimmt. Deshalb versuche ich mich an einer mehr systematischen Beschreibung durch eine Tabelle, die ich Ihnen dann mit einem der nächsten Mail schicken werde.

Zunächst zum ersten Punkt:

Fakt ist, dass vor der Messung (vor der Dekohärenz) zunächst nichts über den realen Zustand eines Elementarteilchens bekannt ist. Die Formeln der Schrödinger-Gleichung, die den Zustand vorher beschreiben, beschreiben die Überlagerung aller möglichen Zustände, d.h., beispielsweise ist Schrödingers Katze gleichzeitig tot und lebendig (mein Kommentar: bescheuert!). Die Überlagerung ist aber keinesfalls ein realer Zustand, sondern nur etwas was in den Köpfen der Physiker existiert (abstrakt!) und sonst nirgends. Gibt es denn keine Möglichkeit etwas über den realen Zustand vor der Messung zu erfahren? Die Mainstream-Physik blockt an dieser Stelle ab, und ist damit zufrieden, was die Schrödiger-Gleichung aussagt, nämlich mit welcher Wahrscheinlichkeit ein Elementarteilchen an einem bestimmten Ort gemessen werden kann. Punkt.

Ich sage: Es gibt ein sehr wichtiges quantenphysikalisches Experiment, dessen Ergebnis mehr verrät über die Realität der physikalischen Welt und über das, was vor der Messung existiert. Dabei verwende ich nur äußerst ungern das Wörtchen "vor", weil das impliziert, dass die ganze physikalische Welt eine Welt ist, in der Zeit existiert. Doch dem ist nicht so, denn Raumzeit und damit Zeit entsteht immer neu mit der Ausdehnung unseres

Kann die Quanteninformationsfeldtheorie falsifiziert werden? 55

Universums nach dem Urknall. Vor dem Urknall soll sowieso keine Zeit existiert haben. Zurück zur Antwort auf die Frage, was vor der Messung los ist.

Das Experiment, das uns viele Antworten gibt, ist das Aspect-Experiment[44], mit dem das Verhalten verschränkter Photonen nachgewiesen wird. Durch das Experiment wurde deutlich, dass verschränkte Photonen auf irgendeine Weise voneinander "wissen", wann sie gemessen werden und welchen Zustand sie bei der Messung annehmen, weil sich das jeweils andere Photon danach richtet und eine komplementären Zustand annimmt. Ursprünglich hat man angenommen, dass sich die Photonen so etwas wie vorher abgesprochen haben müssen. Doch mit Hilfe der Bell'schen Ungleichungen[45] wurde von Aspect nachgewiesen, dass sie sich nicht abgesprochen haben können. Dann wurde vermutet, dass sie womöglich doch innerhalb der Raumzeit miteinander kommuniziert haben. Die Experimente zeigten aber, dass eine solche Kommunikation dann schneller als mit Lichtgeschwindigkeit erfolgen müsste. Das ist unmöglich innerhalb der Raumzeit, in der es keine Geschwindigkeit größer als die Lichtgeschwindigkeit gibt. Alles was innerhalb der Raumzeit passiert, nennt der Physiker **lokal**, deshalb ist das Ver-

---

44 **Alain Aspect** (* 1947) ist ein französischer Physiker. In einem Experiment an verschränkten Photonen im Jahr 1982 konnte er unter anderem nachweisen, dass im Wesentlichen nur zwei Interpretationen der Quantenmechanik übrigbleiben: Es sind entweder (a) spukhafte (d.h. experimentell nicht fassbare) Fernwirkungen am Werk oder (b) die quantenmechanische Beschreibung der experimentellen Vorgänge bedient sich eines Formalismus, dessen Objekte nicht ohne Weiteres als unmittelbare Bestandteile der Realität angesehen werden dürfen.

45 Die **Bellschen Ungleichungen** stellen eine Schranke für Messwerte einer physikalischen Theorie auf, die im Mittel nicht überschritten werden darf, wenn die Meßwerte nicht unvorhersehbaren jenseitigen (**nichtlokalen**) Einflüssen unterliegen. Die Meßwerte verschränkter Photonenpaare verletzen jedoch die Bellschen Ungleichungen (d.h. die Meßwerte überschreiten die Schranke). Das bedeutet: Verschränkte Photonenpaare unterliegen jenseitigen Entscheidungen, die nicht mit Mitteln der klassischen Physik beschrieben werden können.

schränkungsphänomen ein **nichtlokales** Phänomen, wie der Physiker sagt.

Und nun machen die Physiker die Schotten dicht. Niemand wagt es, öffentlich darüber nachzudenken, was nichtlokales Phänomen eigentlich bedeutet. Da mein Einkommen nicht von meinem öffentlichen Renommee abhängt, und mir nichts passiert, wenn man glaubt, mich auf irgendeiner Internetseite lächerlich machen zu können, kann ich also praktisch ungestraft darüber nachdenken und schreiben, was **nichtlokales Phänomen** bedeutet.

Halten wir fest: Alles was innerhalb von Raum und Zeit (Raumzeit) passiert, ist lokal. Die Quantenverschränkung ist ein nichtlokales Phänomen, wie durch Experimente nachgewiesen wurde. Wenn die Kommunikation zwischen verschränkten Elementarteilchen nicht innerhalb von Raum und Zeit stattfindet, dann bleibt als einzige Alternative, dass sie **außerhalb von Raum und Zeit** (= nichtlokal) stattfindet. Das ist eine einfache deduktive Schlussfolgerung und Deduktionen sind immer dann wahr, wenn die Voraussetzungen wahr sind. Wenn die Voraussetzung eine physikalische ist, dann ist das, was die Schlussfolgerung aussagt, ebenfalls physikalisch. Damit ist das, was außerhalb von Raum und Zeit (= nichtlokal) existiert nicht abstrakt, sondern real physikalisch.

Ich drücke es nun ganz einfach aus: **Verschränkte Quanten kommunizieren über einen physikalischen Bereich (nicht abstrakten Bereich) außerhalb von Raum und Zeit.** Das ist prinzipiell sogar falsifizierbar, denn man bräuchte ja nur nachzuweisen, dass sie innerhalb von Raum und Zeit (in der Raumzeit) miteinander kommunizieren und dieser Nachweis muss sogar prinzipiell möglich sein, wenn man davon ausgeht, dass es keinen physikalischen Bereich außerhalb von Raum und Zeit gibt. (So ähnlich habe ich übrigens im "Widerhall" ab S. 173 argumentiert). Ich wiederhole mich nun, da ich versuche das Ergebnis an die Begrifflichkeiten unserer Mails noch besser anzupassen:

Es existiert ein **raum-und-zeit-loser** physikalischer Bereich und das ist durch das Aspect-Experiment bestätigt.

Um die Eigenschaften des raum-und-zeit-losen Bereichs zu erkennen, braucht man sich nur andere quantenphysikalische Experimente zu betrachten, deren Ergebnisse nicht mit der klassischen Physik erklärt werden können. Hierzu gehören der Quantensprung und das Tunneln von Elektronen. Alle Experimente zeigen, dass etwas instantan oder schneller als mit Lichtgeschwindigkeit geschieht. Außerdem gibt es instantane Veränderungen der Aufenthaltsorte der Elementarteilchen (Bsp. Tunneln, Quantensprung).

Man kann auch hier mit gutem Gewissen sagen, ohne sich von der Naturwissenschaft zu entfernen: Ortsveränderungen schneller als mit Lichtgeschwindigkeit sind nicht innerhalb der Raumzeit möglich (Einstein sei es gedankt, dass wir solche Aussagen treffen können). Aber wie und wo dann, wenn nicht innerhalb der Raumzeit? Wir haben schon im vorherigen Absatz die naturwissenschaftliche Bestätigung dafür gefunden, dass als einzige Alternative ein physikalischer Bereich außerhalb von Raum und Zeit existiert. Damit bleibt als einzige Möglichkeit, wie Quanten ihre Sprünge oder das Tunneln (vgl. S. 19) durchführen können, der physikalische Bereich außerhalb von Raum und Zeit (= zwingende deduktive Schlussfolgerung!). Auch das kann wieder falsifiziert werden, wenn nachgewiesen wird, wie Quanten ihre Ortsveränderungen schneller als mit Lichtgeschwindigkeit innerhalb der Raumzeit durchführen. Die Falsifizierung ist prinzipiell möglich, wenn man wieder davon ausgeht, dass kein physikalischer Bereich außerhalb von Raum und Zeit existiert.

Ich denke nach der vorangegangenen Argumentation dürfen wir auch sagen, dass irgendetwas von den Quanten sich im raum-und-zeit-losen physikalischen Bereich aufhalten muss. Sonst

58 Generalangriff auf die etablierte naturwissenschaftliche Weltsicht

könnte man nämlich nicht sagen, dass sie den raum-und-zeit-losen Bereich nutzen für ihre Quantensprünge und das Tunneln. In der Physik bezeichnet man die Verteilung einer physikalischen Größe als ein Feld. In diesem Sinne ist es berechtigt, bei dem Bereich außerhalb von Raum und Zeit nun von einem **raum-und-zeit-losen Quantenfeld** zu sprechen, weil irgendwelche physikalischen Größen, die im Zusammenhang mit Quanten stehen, dort sein müssen.

Was bleibt, ist noch eine Bestätigung dafür zu finden, warum es sich nicht nur um ein Quantenfeld, sondern um ein Quanten**informations**feld handelt. Dafür argumentiere ich noch mal mit dem Aspect-Experiment. Die Kommunikation zwischen den verschränkten Quanten geschieht mit Hilfe von dem, was man gemeinhin als Information ansieht. Selbst wenn die Kommunikation nur eine Art physikalischer Wechselwirkung ist, so ist doch immer Information im Spiel, denn der Unterschied zwischen zwei Zuständen vorher/nachher ist auch Information. Diese Information wird über das raum-und-zeit-lose Quantenfeld übermittelt. Das heißt, die Information hält sich dort auf. Der Aufenthaltsort von Information kann auch als Informationsspeicher bezeichnet werden. Da sich nun in dem raum-und-zeit-losen Quantenfeld Information aufhält, dürfen wir es auch **raum-und-zeit-loses Quanteninformationsfeld** bezeichnen

Und ich möchte es wieder aussprechen, auch wenn es eine erneute Wiederholung ist: Die Existenz eines physikalischen raum-und-zeit-losen Quanteninformationsfeldes ist nach den Regeln einer naturwissenschaftlichen Theorie durch das Aspect-Experiment bestätigt. Es ist **real**-physikalisch und die zugehörige Theorie kann prinzipiell falsifiziert werden. Wie wir den **real physikalischen raum-und-zeit-losen Bereich** nennen, ist zweitrangig. Ich habe ihn schon mal als **Vakuum**, **metrikfreies Vakuum**, oder als **das Nichts** bezeichnet, aber auch als **kosmologisches Hintergrundfeld**.

2.8 Die verschiedenen Informationsarten und das Transzendente

@KDS:

... Ja, es wird spannend.

Habe mir das Aspect-Experiment, das in Ihrem "Widerhall" aufgeführt ist, angeschaut. Die Schlussfolgerungen sind nachvollziehbar. Habe aber noch nicht so richtig verstanden, was die Verletzung der "Bell'schen Ungleichung" tatsächlich bedeutet. Und warum sind die "Fehlerraten" für die Interpretation so wichtig?

Ad hoc ist mir dazu ein einfaches Gedankenexperiment eingefallen: Auf der Startlinie haben zwei Arten von Photonen, die jeweils mit Information ausgestattet sind, Aufstellung genommen. Das eine soll ein verschränktes Photonenpaar sein, das andere ein unverschränktes Photon. Nach dem Startschuss wird die Zeit gemessen, bis die Information z.B. auf einem Schirm registriert werden kann. Sollte das Photonenpaar, egal in welchem Umfang, einen transzendenten "Weg" eingeschlagen haben, dann müsste die Information am Schirm früher registrierbar sein im Vergleich zum konventionellen Photon.

Zwar wäre nicht bewiesen, was das "Transzendente" ist, aber immerhin, dass es dieses geben muss.

Die eigene Vorstellungskraft reicht natürlich nicht aus, zu beschreiben, was das tatsächlich ist. Es ist aber da, überall und nirgends, und jeder und alles in jedem Moment mittendrin. In Ihrem Buch schreiben Sie, es wäre Energie, das "dieses Etwas" zum Interagieren bringen kann.

Es gibt den Casimir-Effekt[46] und den Tunneleffekt. Haben diese etwas damit zu tun?

Dieser Gedanke ist mir im Zusammenhang mit Wahr-

---

46 Vgl. Fußnote S. 53

nehmung und Wirklichkeit heute gekommen:

Man stelle sich einen alten Röhrenfernseher mit Antennenempfang vor. Es wird gerade ein Fußballspiel live übertragen. Der Empfang ist miserabel: Das Bild ist völlig verrauscht. Totaler Wellensalat. Erst nach Ausprobieren der Antennenstellung entsteht ein akzeptables, bewegtes Bild vom Fußballspiel.

So: Das Gleiche nun im kosmischen und 4-dimensionalen Sinn. Das Grundrauschen bzw. der Wellensalat wäre das Vakuum. Und im Sinne einer Kosmoswerdung entsteht ein bewegtes Universum.

Ein Artikel, den ich im Internet fand, ist einer der Gründe, warum ich in einer meiner letzten Mails den Bioquantencomputer (=Mensch) für ein herausragendes Entwicklungsziel genannt habe:

> *Wie man Daten in Erbgut (DNA) codiert ...*
>
> *Mehr unter: http://www.spektrum.de/alias/dna-datenspeicher/auf-petabyte-pro-gramm/1182773*

@@@

@NW:

... Der Vergleich mit einem alten Röhrenfernseher ist sehr gut. Wir brauchen immer gute Vergleiche, damit wir eine Vorstellung davon bekommen, was sich in der Realität physikalisch abspielt.

Ich hab mir nun die Mühe gemacht, die verschiedenen Informationsarten in eine Tabelle einzutragen:

Die verschiedenen Informationsarten und das Transzendente

Art der Information	Bezeichnung	Beispiel	Träger	Äquivalent zu Energie
Abstrakt, bedeutungslos	Statistische Information	Ziffernfolge: 1001101; Farbe, Gewicht oder andere **Eigenschaften** von physikalischen Körpern	Papier; physikalischer Körper	Nein
Abstrakt mit abstrakter Bedeutung	Wissen	Eigenschaften und **Begriffe**, die im Gehirn gespeichert sind.	Gehirn	Nein
Abstrakt mit physikalischer Bedeutung	**Strukturinformation**	Maxwell'scher Dämon; **Steuerung physikalischer Prozesse;** Ziffernfolgen, die Prozessoren steuern; **Steuerung physikalischer Gehirnprozesse oder physikalischer Prozesse in biologischen Körpern**	Physikalischer Prozess	Ja

| Real mit physikalischer Bedeutung | **Substanz-information** | Kosmologisches Hintergrundfeld (= raum-und-zeit-loses Quanten-informationsfeld), in dem Elementartteilchen aus binären Alternativen (**S-Bits**) gebildet werden. | **Trägerlos**, d.h. Ist selbst der Träger | Ja |

Ich denke, die Tabelle bringt ein wenig Klarheit in das Wesen der Information. Aus ihr kann auch entnommen werden, was geht und was nicht. Beispielsweise kann abstrakte, bedeutungslose Information nicht äquivalent zu Energie sein, dazu bedarf es zumindest einer Informationsart mit physikalischer Bedeutung. Trägerlose Information gibt es meiner Ansicht nach nur als Substanzinformation, aus der Elementarteilchen gebildet werden können.

3. Wechselwirkung von Substanzinformation mit biologischen Systemen

3.1 Die Rolle der DNA

@KDS:

... Herzlichen Dank für die übersichtliche Darstellung, die gut weiterhilft. In Ihrem Büchlein "Äquivalenz von Information und Energie" haben Sie den Sachverhalt schon gut dargestellt. In der jetzt vorgelegten tabellarischen Form kommt die Unterscheidung der verschiedenen Arten von Information

Die Rolle der DNA

aber besser zur Geltung. Insgesamt, so scheint es mir, hat sich der Informationsbegriff in der Physik auf breiter Front durchgesetzt. So habe ich z.B. in der Uni Konstanz ein "Institut für kondensierte Materie und Quanteninformation" gefunden. Ich bin gespannt, was auf uns noch zukommt!

Was mich in meiner Grundfrage "Was ist Krankheit?" am meisten interessiert sind die Wechselwirkungen der Substanzinformation mit biologischem Gewebe, falls es so etwas überhaupt gibt. Im Kap. 7 des "Widerhalls" haben Sie dieses Thema bereits berührt. In diesem Kontext will ich weiter in die Tiefe gehen, um herauszufinden, wie das Lebendige funktioniert. Von dem, was ich bisher in Erfahrung bringen konnte, scheint die DNA eine herausragende Rolle zu spielen. Anders ausgedrückt: Kann die DNA direkt einen Messprozess im raum-und-zeit-losen Quanteninformationsfeld auslösen, um z.B. Information zur Decodierung von Information, zur Energieerzeugung oder zum Materieaufbau zu erhalten? Wenn Sie es wollen, ein modifizierter Casimir-Effekt (wäre hochinteressant über einen möglichen Versuchsaufbau nachzudenken). Oder läuft ein solcher Prozess indirekt, beispielsweise über Photonen ab?

Kurzum: Es ist ungeheuerlich spannend, sich mit dieser Materie zu beschäftigen.

@@@

@NW:

... Heute werde ich ein wenig spekulativer kommentieren, weil ich über viele Dinge selbst noch nicht im Detail nachgedacht habe.

Ich denke, dass es keinen prinzipiellen Unterschied zwischen biologischer oder anderer Materie gibt. Alle Materie ist auf eine gewisse Weise lebendig. Die Lebendigkeit wird auf der untersten Ebene (im raum-und-zeit-losen Quanteninformationsfeld) durch dort gespeicherte Prozesse bewirkt. Diese Prozesse zeigen sich unter anderem in unserer Raumzeit durch die hier geltenden

64 Wechselwirkung von Substanzinformation mit biologischen Systemen

Naturgesetze. Ein Naturgesetz ist eine Art Vorschrift (Regel oder Programm), die steuert, wie sich die an Wechselwirkungen beteiligten Objekte zu verhalten haben. So eine Vorschrift ist Information. Und wo ist die Information des Naturgesetzes gespeichert? Wohl nicht in den Entitäten, die wir innerhalb der Raumzeit messen und beobachten können. Als Informationsspeicher für die Naturgesetze bleibt wohl nur das raum-und-zeit-lose Quanteninformationsfeld.

Für diese Theorie sprechen die quantenphysikalischen Effekte, die wir beobachten können. Nehmen wir das Doppelspaltexperiment[47]: Woher wissen die am Doppelspaltexperiment beteiligten Quanten, wann ein einziger Spalt und wann zwei Spalte offen sind? Irgendwoher müssen sie es wissen, wenn sie einzeln und mit Abstand auf die Spalte losgeschickt werden. Denn je nach ihrem Erkenntnisstand suchen die Quanten jene Stellen des Beobachtungsschirms auf, die summarisch zu einem Interferenzmuster führen oder nur zu einem Doppelspaltbild. Zu den Bildern/Mustern gehören unterschiedliche Prozesse, die dazu führen. Wo sind diese Prozesse gespeichert, wenn nicht im raum-und-zeit-losen Quanteninformationsfeld? Hier zeigt sich übrigens eine Art Bewusstsein oder Lebendigkeit auf unterster Ebene. Die Quanten erforschen ihr Umfeld und entscheiden dann, sich so oder anders zu verhalten, wobei es im Fall des Doppelspaltexperiments nur zwei grundsätzliche Verhaltensalternativen gibt, wenn man mal davon absieht, dass es den Quanten in gewissem Rahmen freigestellt ist, die Stelle auf dem Beobachtungsschirm zu wählen, an denen Sie faktisch werden wollen.

Das Aspect-Experiment zeigt dass verschränkte Quanten miteinander kommunizieren, wenn auch nicht innerhalb der Raumzeit. Also wenn nicht innerhalb der Raumzeit, dann erfolgt die Kommunikation und die dadurch ausgelösten Prozesse über das

---

47 Vgl. Fußnote auf S. 22

raum-und-zeit-lose Quanteninformationsfeld. Wieder zeigt es sich, dass wohl im Quanteninformationsfeld die zum Verhalten gehörenden Prozesse gespeichert sind.

Und nun zur DNA. Eine DNA ist doch in Wirklichkeit nichts anderes als ein Riesenmolekül. Der Biochemiker Venter[48] und zahlreiche andere Biochemiker haben gezeigt, dass man solche Riesenmoleküle aus angeblich toten Einzel-Molekülen zusammensetzen kann! Dann tauscht man die DNA eines Bakteriums aus, dessen leere Zelle ohne DNA nicht lebendig, also tot ist. Und siehe da: Tote leere Bakterienzelle + tote künstliche DNA führen zu lebendigem Bakterium[49]. Also wo steckt nun das Leben, wenn nicht bereits in seinen "toten" Bestandteilen und den naturgesetzlich wirkenden Prozessen im raum-und-zeit-losen Quanteninformationsfeld, die zu den jeweiligen "toten" Bestandteilen gehören?

Anderes Thema: Was ist ein Messprozess? Ein Messprozess ist nichts anderes als eine Wechselwirkung, entweder mit der Versuchsanordnung, dem Versuchsleiter oder irgendwelchen (irgendwelchen!) anderen Entitäten. (Übrigens befindet sich alles, bevor es gemessen wurde - d.h. eine Wechselwirkung eingeht - im Quantenzustand). Damit ergibt sich die Antwort, ob die DNA einen Messprozess im raum-und-zeit-losen Quanteninformationsfeld auslösen kann. Genauso wie einzelne Quanten in den oben aufgeführten beispielhaften Versuchen (Doppelspaltexperimenten, Aspect-Experiment), steht DNA mit dem raum-und-zeit-losen Quanteninformationsfeld in Verbindung. Das bedeutet: Die Prozesse, die das Verhalten der DNA steuern sind zumindest was ihren naturgesetzlichen Anteil betrifft im raum-und-zeit-losen Quanteninformationsfeld gespeichert. Sicher gibt es darüber hinausgehende Prozesse, deren

---

48 **John Craig Venter** (*1946) ist ein US-amerikanischer Biochemiker, der durch ein Projekt zur Entschlüsselung des menschlichen Erbguts bekannt wurde.

49 http://www.deutschlandradio.de/genforscher-stellt-erstes-synthetisches-lebewesen-her.331.de.html?dram:article_id=203271

66 Wechselwirkung von Substanzinformation mit biologischen Systemen

Steuerungsinformation in der Form und dem Aufbau des DNA-Moleküls gespeichert ist. Doch die Informationen der elementarsten Prozesse (naturgesetzliche Prozesse) befinden sich nicht in der Raumzeit, sondern außerhalb. Und darüber hinaus vielleicht noch eine ganze Menge mehr, wie der Biologe Sheldrake[50] in seinen Werken behauptet. Die elementarsten Prozesse können durch Fluktuationen ausgelöst werden. Denn ohne Fluktuation gäbe es keine Veränderung im Universum (z.B. Urknall durch Fluktuation ausgelöst). Alles wäre tot. Nichts würde sich bewegen. Erst Fluktuation bringt Veränderung in die tote Materie. Fluktuation ist damit aber letztendlich auch das, was tote DNA zum Leben erweckt, was aus einer leeren toten Bakterienzelle + toter künstlicher DNA eine lebende Zelle werden lässt

Zum Casimir-Effekt werde ich ein andermal etwas sagen.

3.2 Zur Antennenfunktion biologischer Moleküle

@KDS:

... Dass tote DNA mit toter Zelle etwas Lebendiges ergeben kann, kann ich mir nicht vorstellen. Das würde zumindest der Thermodynamik fundamental widersprechen, denn sowohl DNA und Zelle sind vorher den Wärmetod gestorben. Sollten Sie wieder lebendig werden, dann wäre das ein reversibler Prozess. Hinzu kommt, dass Kennzeichen des Lebens Relationalität und damit eher ein Quantenzustand ist, während alles andere eher einer "klassischen" Mechanik und in abstrakter Form einem Frankenstein entspräche.

Möchte an dieser Stelle noch einmal den von mir zitierten

---

50 **Rupert Sheldrake** (*1942) ist ein britischer Biologe. 1981 stellte er eine Hypothese auf, nach der sogenannte morphische Felder existieren, die die Entwicklung von biologischen Strukturen beeinflussen sollen.

Röhrenfernseher bemühen.

Das von mir gewählte Beispiel ergibt bei einer richtigen Anteneinstellung ein bewegtes Bild auf einem 2-dimensionalen Schirm.

Jetzt will ich das Rauschen und den Wellensalat dreidimensional machen und einem Raum erzeugen, der so groß ist, dass ich darin bequem Platz finde. Im nächsten Schritt will ich versuchen, das in dem Rauschen versteckte Live-Fußballspiel mit meinem Sinnen zu finden. Irgendwie gelingt das, und plötzlich stecke ich mittendrin im Spiel.

Und jetzt zum zeit-und-raum-losen Quanteninformationsfeld (ZRQ) und ich als eine Person mittendrin. Darin ist die Möglichkeit des Live-Spiels potenziell "gespeichert" aber so lange nicht als solches erkennbar, solange nicht ein Messprozess stattfindet. Was muss ich also tun, um mit dem ZRQ so zu interagieren, damit ich schließlich das live-Fußballspiel wahrnehmen kann?

Ich stelle mir also vor, ich bin "mittendrin" im ZRQ und werde von dem raum-und-zeit-losen Rauschen bzw. Wellensalat in jeden Moment "durchspült" bzw. bin mittendrin in einem Meer aller Möglichkeiten (Dirac-See[51]?). Gesetzten Fall, das ZNS ist ein präparierter Quantenzustand, welches zugleich das Unterbewusstsein repräsentiert, dann könnte dieses Quantensystem durch einen Messprozess Dekohärenzen initialisieren, wodurch das Bewusstsein diesen Prozess als ein Live-Fußballspiel, womöglich mittendrin als Zuschauer, wahrnehmen kann.

Und jetzt stelle ich mir eine Körperzelle mit einer DNA vor, die ebenfalls mittendrin im ZRQ steckt. So, wie ich es verstanden habe, wird nur ein geringer Teil der DNA für die

---

51 Der **Dirac-See** ist ein 1930 entwickeltes theoretisches Modell, welches das Vakuum als einen unendlichen „See" von Teilchen mit negativer Energie beschreibt. Heutzutage werden die Zustände negativer Energie mit Hilfe der Quantenfeldtheorie und Antiteilchen interpretiert, wodurch der Dirac-See in den meisten Fällen unnötig geworden ist.

68 Wechselwirkung von Substanzinformation mit biologischen Systemen

Synthese, etwa für Eiweiß, genutzt. Das, was da ist, ist codierte, physikalische Information, Ihrer Einteilung nach Strukturinformation. Was ich mich frage: Kann Struktur- und Substanzinformation wechselwirken, und wenn ja, wie? Oder ist es eher so, dass es mit dem ZRQ gar keine Wechselwirkung geben kann und stattdessen nur Strukturinformationen, z.B. in Photonen gespeichert, allerdings äquivalent zu Energie oder Materie, auf die DNA einwirken und so eine Entfaltung auslösen können? Und wenn dem so wäre, wo stammten die Photonen her und benötigen Sie eine bestimmte Frequenz, um mit der DNA wechselwirken zu können?

Rein gefühlsmäßig glaube ich, dass alles, was wir als Materie wahrnehmen, Quantenzustände sind, die aus ZRQ-Information zu dem kondensiert sind, was wir als Materie wahrnehmen. Gleichzeitig muss man sich immer wieder vorstellen, dass man selbst als Mensch irgendwie "hohl" ist. Würde man beispielsweise ein Proton eines Wasserstoffatoms die Größe eines Fußballs geben, dann wäre das Elektron 10 km entfernt. So gesehen passte die Vorstellung gut, dass der Quantenzustand "Mensch" von dem ZRQ "durchspült" wird oder mittendrin in einem Meer steckt. So kann man sich Wechselwirkungen viel besser vorstellen.

Hört sich natürlich alles ziemlich fantastisch an, aber irgendwie muss es etwas in der einen oder anderen Richtung geben. Was meinen Sie?

Insgesamt bin ich gedanklich wieder ein Stück weitergekommen. In folgender Arbeit wird auch von "Antennenfunktion" gesprochen.

> **Durch quantenmechanische Abstimmung in den Antennenmolekülen der Meeresalge wird die Energieübertragung bei der Photosynthese optimiert.**
>
> *Forscher der University of Toronto haben jetzt herausgefunden, dass sich Anregungen in den lichtabsorbierenden Pigmentmolekülen von Meeresalgen quantenmechanisch abgestimmt haben (kohärent verhalten), auch wenn die Moleküle weit voneinander entfernt sind.*
>
> *Mehr unter:*
> http://www.pro-physik.de/details/news/prophy12624news/news.htm

Möglicherweise eine universelle Funktion? Meine Idee ist ja die, dass die DNA beim Menschen genauso funktioniert.

In Ulm ist jetzt mit großer Unterstützung ein Interdisziplinäres Institut für Biovorgänge eingerichtet worden. Mittels eines Diamanten sollen Quantenphänomene untersucht werden. Und bekanntermaßen bestehen Diamanten aus Kohlenstoffatomen ...

Habe übrigens eine Arbeit gefunden, wonach Photonen einen materieähnlichen Zustand einnehmen können. In diesem Zustand ähneln sie einem Lichtschwert, ähnlich dem in Star Wars ...

@@@

@NW:

... Die "Antennenfunktion" ist sehr wahrscheinlich eine universelle Funktion, die bei der DNA in gleicher Weise funktioniert. Ich denke, ich kann dafür eine Begründung angeben. Dazu ist die Betrachtung der Funktion auf atomarer/molekularer Ebene notwendig.

70 Wechselwirkung von Substanzinformation mit biologischen Systemen

Zitat aus dem Artikel: *"Bei der Absorption, der Weitergabe und der Nutzung der Lichtenergie spielen Quanteneffekte in den einzelnen Molekülen natürlich eine wichtige Rolle."*

Wie funktioniert diese Absorption der Lichtenergie?

Meine Antwort: Es handelt sich um eine **Wechselwirkung zwischen Photonen und Elektronen**.

Elektronen bewegen sich nach den gültigen Atommodellen auf **diskreten Energieniveaus** um den positiv geladenen Kern. Diese Niveaus werden durchgezählt nach $n=1$, $n=2$, $n=3$ usw. Jedem n entspricht ein bestimmter diskreter Energiebetrag. Wenn nun ein Photon einfällt und mit einem Elektron wechselwirkt, dann steigt das Elektron zu einem höheren Energieniveau auf. Wenn das Elektron sich vorher auf dem Energieniveau $n=2$ befand, dann ist es nach der Wechselwirkung beispielsweise auf dem Energieniveau $n=3$. Im System Elektron+Kern ist nun die Energie des Photons gespeichert. Übrigens hat das Elektron je nach Energieniveau auch einen anderen möglichen Aufenthaltsbereich. Irgendwann gibt das Elektron wieder ein Photon ab. Dann springt es auf ein niedrigeres Energieniveau.

Damit es überhaupt zu einer Wechselwirkung zwischen Photonen und Elektronen kommen kann, müssen sich die Aufenthaltsbereiche von Photonen und Elektronen mit einer höheren Wahrscheinlichkeit überschneiden und außerdem muss die Energie des Photons eine für den Wechsel des Energieniveaus ausreichende Größe haben. Ein niedrig-energetisches Photon wird sicher nicht mit einem Elektron wechselwirken, das für den Sprung zu einem höheren Energieniveau einen größeren diskreten Energiebetrag benötigt.

Das Prinzip der Wechselwirkung zwischen Photonen und Elektronen gilt universell. Deshalb kann man davon ausgehen, dass DNA-Moleküle auf die gleiche Weise mit Photonen wechselwirken.

Was könnte der Unterschied zwischen der im Artikel beschriebenen "Antennenfunktion" und anderen biologischen Molekülen sein?

Zitat aus dem Artikel:*".... Anregungen in den lichtabsorbierenden Pigmentmolekülen ... "*.

Man muss wohl davon ausgehen, dass die Pigmentmoleküle durch ihren komplexen Aufbau fähig sind, besonders effizient mit Photonen der unterschiedlichsten Lichtfrequenzen (=Energiebeträge) in Wechselwirkung zu treten. Möglicherweise ist bei der Wechselwirkung von DNA-Molekülen mit Photonen keine so hohe Effizienz vorhanden. Möglicherweise können DNA-Moleküle nur mit Photonen weniger ganz bestimmter Lichtfrequenzen in Wechselwirkung treten. Ich weiß es nicht. Doch wenn man davon ausgeht, dass beispielsweise eine bestimmte Art energiereicher UV-Strahlung Schäden in der DNA verursachen kann, dann kann man daraus wohl Rückschlüsse ziehen. Andererseits soll energieärmeres Rotlicht sich positiv auf bestimmte Krankheitsverläufe auswirken.

Übrigens: Zum Thema, wie "statistische Information" Krankheitsverläufe positiv beeinflussen kann, gibt es unter den Stichworten "Selbstheilungskräfte", "Placebo-Einsatz" und "Nocebo-Effekt" zahlreiche Artikel im Internet. Hierbei ist zu beachten, dass die statistische Information in Kombination mit den körpereigenen **Prozessen** (= Information + Bedeutung) den Charakter von Strukturinformation bekommt. Strukturinformation ist wie wir wissen äquivalent zu Energie. Diese Energie kann in Form von Photonen abgeben werden (siehe oben beschriebene Wechselwirkung: Elektronen geben ein Photon ab und wechseln wieder auf ein geringeres Energieniveau). Mit den Photonen kann dann auch DNA beeinflusst werden.

Andererseits können Photonen (= Substanzinformation) auch die Psyche (Psyche = statistische Information) beeinflussen oder verändern. Dazu gibt es eine Studie der Uni Basel *"A randomized, double-blind, placebo-controlled study auf light therapy for antepartum depression. Journal of Clinical Psychiatry epub 5 April 2011, 10.4088/JCP.10m06188blu."* Kontakt: Prof. Dr. med. Anita Riecher-Rössler, Ordinaria für Psychiatrie, Uni Basel, Email Anita.Riecher@upkbs.ch

Inhalt: Lichttherapie hilft bei Depression in der Schwangerschaft.

3.3 Das Photon als Informationsvermittler und Energielieferant

> **Nanoröhrchen als Spinfilter**
>
> *Schräg gewickelte Kohlenstoff-Nanoröhrchen sorgen für eine Überraschung: Denn entgegen allen Erwartungen entpuppten sie sich in einem hohen Magnetfeld als eine Art Spin[52]-Filter: Je nach Höhe des Felds lassen sie jeweils nur Elektronen einer Spinrichtung durchfließen.",*
>
> *Mehr unter: http://www.scinexx.de/wissen-aktuell-12054-2010-08-04.htm*

@KDS:

... Ja, sie haben mit Ihrer Erklärung gut weitergeholfen!

Habe jetzt ein besseres Gefühl dafür entwickelt, wonach ich noch suchen soll. Die neuen Stichworte lauten: Plasmone[53],

---

[52] **Spin** (Drall) ist der Eigendrehimpuls von Teilchen. Anschaulich, aber physikalisch nicht korrekt, kann man sich den Spin durch den Drall einer Kompassnadel erklären.
[53] Beitrag auf S. 79

Das Photon als Informationsvermittler und Energielieferant 73

Nanotubes[54], Quantenpunkte[55], Antennen.

In diesem Kontext zeigt die o.e. Arbeit, wie Informationsverarbeitung auch in einer DNA möglich würde: Es ist der Weg über die Einstellung der Elektronenspins.

Möglicherweise ist es so, dass die Form einer DNA (Spirale) ein makroskopisches Kohlenwasserstoff-Tube repräsentiert und Quantenpunkte die Antennenfunktion übernehmen. Von Fullerenen (großes Kohlenstoff-Molekül) sind Quanteneigenschaften (Doppelspaltversuch) bereits nachgewiesen. Es wäre jetzt vorstellbar, dass das Makromolekül DNA ähnliche Eigenschaften aufweist, wie sie für Kohlenstoff-Nanotubes bereits nachgewiesen worden sind.

Damit nehmen meine Vorstellungen über die Wirkung von Substanzinformation mit universellen Eigenschaften wie Informationsvermittlung, Energielieferant und Materie-Generator langsam Konturen an.

Die Gretchenfrage, die sich mir stellt, ist: Wird so ein Prozess über Substanzinformation initialisiert, und wenn ja, wie? Oder findet eher eine klassische Informationsübermittlung im Sinne der statistischen Information statt. In beiden Fällen müsste es aber einen klassischen Informationsträger, etwa das Photon geben. Was denken Sie?

Gemäß des photoelektrischen Effektes (Einstein)[56], dürfte der Effekt im Blaulichtbereich am ausgeprägtesten sein. Sind Ihnen in dieser Richtung irgendwelche Experimente bekannt?

---

54 Eine **Nanotube** ist ein länglicher Hohlkörper mit einem Durchmesser von weniger als 100 Nanometern. Gut untersucht sind Kohlenstoffnanotubes.

55 Ein **Quantenpunkt** ist eine nanoskopische Materialstruktur, meist aus Halbleitermaterial. Ladungsträger in einem Quantenpunkt sind in ihrer Beweglichkeit so weit eingeschränkt, dass ihre Energie nur diskrete Werte annehmen kann. Form, Größe oder die Anzahl von Elektronen in Quantenpunkten kann beeinflusst werden.

56 Unter dem **photoelektrischer Effekt** versteht man drei nah verwandte, aber unterschiedliche Prozesse der Wechselwirkung von Photonen mit Materie.

74 Wechselwirkung von Substanzinformation mit biologischen Systemen

Ein Gedanke, der mich unverändert umtreibt, ist der: Gesetzten Fall, es sind die Photonen, die Informationsvermittler sind, dann stellt sich die Frage, woher diese stammen. Anders als unmittelbar nach dem Urknall, wobei aufgrund der noch beschränkten Ausdehnung des Universums die auslaufenden Photonen wieder einlaufen konnten und somit als Informationsdonatoren firmierten, können auslaufende Photonen aufgrund der aktuellen Ausdehnung des Universums mit Lichtgeschwindigkeit nicht wieder einlaufen. Folglich bleiben als Informationsdonator nur noch die von der Sonne emittierten Photonen übrig. Wenn dem so wäre, dann könnte die DNA nur bei Helligkeit Informationen aufnehmen. Was wäre dann aber bei Dunkelheit? Die einzige denkbare Möglichkeit bestünde darin, Licht zu speichern, was ganz offensichtlich sein könnte ("leuchtendes Eiweiß").

Dennoch scheinen mir diese Überlegungen bezogen auf die Lebensrealität aber nicht konsistent zu sein. Und sind die von der Sonne emittierten Photonen irgendwie verschränkt?

Irgendwie muss es noch andere Prozesse geben. Welche Bedeutung haben Neutrinos? Ist es denkbar, dass sie aus dem Hintergrundfeld abstrahlen? Gibt es irgendwelche Untersuchung mit Informationsübermittlung durch die Neutrinos oder Verschränkungsexperimente mit diesen?

@@@

@NW:

... Außer der allgemeinen Aussage, dass Licht (Photonen/Elektromagnetische Wellen) auch ein Informationsvermittler zwischen Zellen sein kann, habe ich auf die Schnelle nichts Verwertbares gefunden. Insbesondere habe ich keine passenden Experimente gefunden. Alle von mir gefundenen Experimente beziehen sich auf Signalmoleküle und Ähnlichem.

Dennoch denke ich, dass neben dem biochemischen Weg gerade Photonen als ein wichtiger eigener Weg der

Informationsvermittlung infrage kommen. Das will ich im Folgenden begründen. Allerdings muss ich dazu ein wenig ausholen und das Wesen von Photonen erläutern.

Alle Objekte der Quantenphysik erscheinen uns nach einer Messung so, als hätten sie Wellencharakter oder Teilchencharakter. Welcher Charakter zutage tritt hängt nur von der Art der Messung ab. Deswegen spricht der Physiker von Welle-Teilchen-Dualität. Niemand weiß, welchen Charakter die Objekte der Quantenphysik tatsächlich haben, nur eines ist sicher, der Wellencharakter widerspricht dem Teilchencharakter und umgekehrt. Aber selbst wenn der Teilchencharakter im Vordergrund steht, bleibt der Wellencharakter trotzdem voll erhalten.

Photonen sind Objekte der Quantenphysik. Und ich werde gleich noch mehr dazu sagen. Zunächst eine Zwischenbemerkung auf Ihren Satz

"Von Fullerenen (großes Kohlenstoff-Molekül) sind Quanteneigenschaften (Doppelspaltversuch) bereits nachgewiesen"

Im Prinzip sind **alle Objekte unserer Welt auch Objekte der Quantenphysik und haben Quanteneigenschaften**. Beispielsweise hat ein Auto oder ein Fernseher oder ein Fußball Quanteneigenschaften. Das bedeutet, **ein Auto, ein Fernseher oder ein Fußball haben Wellencharakter!** Man kann die Amplituden der Wellen ausrechnen. Das Problem ist nur: Die Amplituden der Wellen sind so winzig (je größer das Objekt, desto kleiner die Welle), dass es mit heutigen Messmethoden nicht möglich ist, sie in einem Doppelspaltexperiment festzustellen (ganz abgesehen davon, dass es schwierig wird, ein Auto durch einen Doppelspalt zu schicken). Bei den Experimenten mit Riesenmolekülen (Fullerenen) geht es auch darum, auszuloten, wo die Grenzen der Messmöglichkeiten liegen und wie und wie lange man die großen Moleküle von ihrer Umwelt isolieren kann, um die Doppelspaltmessung durchzuführen. Denn sobald das Riesenmolekül mit einem Objekt der Umgebung wechselwirkt, bildet es mit diesem eine Einheit und macht das Messergebnis unbrauchbar.

Noch etwas Wichtiges: Nur weil Auto, Fernseher, Fußball einen nicht messbaren kleinen Wellencharakter haben, spricht man von klassischen Objekten und hier gelten die Gesetze der klassischen Physik. Wo genau die Grenze des Messbaren liegt, das heißt, bis zu welcher Grenze man die Gesetze der Quantenphysik anwenden muss, und ab wann nur noch mit den Gesetzen der klassischen Physik zu rechnen ist, weiß man nicht. Die Experimente mit den Fullerenen sollen wohl auch darüber Aufschluss geben.

Photonen sind Objekte der Quantenphysik und haben damit Wellencharakter. Man spricht dann von Lichtwelle oder nur von Licht.

Was nun folgt, ist besonders wichtig:

Lichtwellen gehören zur allgemeineren Klasse der **elektromagnetischen Wellen**.

Beispiele für elektromagnetische Wellen sind: Radiowellen, Mikrowellen, **Wärmestrahlung**, Röntgenstrahlung, Gammastrahlung.

Und alle diese Wellen haben auch Teilchencharakter. Es gibt also Photonen, die den Radiowellen entsprechen und es gibt genauso Photonen, die der Wärmestrahlung entsprechen.

Soweit irgendwelche menschliche Zellen elektromagnetische Wellen empfangen, weiterleiten oder erzeugen, kann man genauso gut wegen der Welle-Teilchen-Dualität auch davon reden, dass Photonen empfangen, weitergeleitet oder erzeugt werden.

Wie entstehen Photonen bzw. elektromagnetische Wellen? Im Folgenden eine **nicht** vollständige Aufzählung:

a. **Spontane Emission**, wenn sich die Energie eines Atoms verringert (gilt für alle Atome nicht nur für die der Sonne).

b. Molekülschwingungen.

c. Entstehung aus dem Nichts im Vakuum (siehe dazu den **Zeit-Artikel**[57] vom 17.Oktober 1997):

> *Amerikanische Physiker schufen erstmals Materie aus reinem Licht*
>
> *... Materieerzeugung aus dem Nichts ist nur deshalb möglich, weil in der Quantenwelt die Dinge nie ganz eindeutig sind. ... Tatsächlich gleicht das Vakuum [der leere Raum] einem See, in dem unablässig Energie und Materie fluktuieren. Im Mittel addieren sich die Fluktuationen stets zu null. Wenn allerdings in einem derart brodelndem Nichts zwei Lichtblitze mit Wucht zusammenprallen, dann kann diese Energie durchaus einem gerade fluktuierendem Artikelpaar zum Sprung von der möglichen in die reale Existenz verhelfen. ...*

Und wenn wir schon beim Thema "Entstehung aus dem Nichts" sind, dann möchte ich hier nicht versäumen noch einmal schematisch aufzuführen, wie ich mir die Entstehung aus dem Nichts vorstelle:

NICHTS -(a)-> **S-Bits** -(b)-> **Photonen, Raum u. Zeit** -(c)-> **Elementarteilchen, Materieteilchen** -(d)-> **Atome, Moleküle** -> **organische Moleküle** -> **RNA, DNA** -> **lebende Zellen** -> …

Zu den Prozessen (a) und (b) habe ich in meinen Büchern eine Theorie geliefert. Meine Leistung besteht unter anderem darin, dass ich erklärt habe, wie Raum und Zeit entstehen. Die Prozesse (c) und (d) sind bestätigte Theorien der Mainstream-Wissenschaft. Zum Punkt (c) siehe auch den Zeit-Artikel.

---

57 http://www.slac.stanford.edu/exp/e144/diezeit.jpg

78 Wechselwirkung von Substanzinformation mit biologischen Systemen

Jetzt möchte ich noch ein paar Dinge zur Verschränkung sagen. Photonen sind wohl dann verschränkt wenn sie aus der gleichen Quelle hervorgehen und gemeinsam entstehen, beispielsweise wenn gleichzeitig zwei Photonen von einem Atom emittiert werden. Das bedeutet, dass die Sonne eine riesige Zahl miteinander verschränkter Photonen aussendet. Sicher gibt es noch andere Möglichkeiten Photonen miteinander zu verschränken, beispielsweise wenn ein drittes Photon in Wechselwirkung mit zwei bereits verschränkten Photonen tritt.

Es ist auch so, dass bei vielen chemischen oder physikalischen Prozessen die Quantenverschränkung eine wesentliche Rolle spielt. Doch es gibt zu wenig, oder fast keine Untersuchungen dazu. Nur eine Doktorarbeit ist mir vor einigen Jahren aufgefallen:

Sperling, Jan: Untersuchung von H/D-Isotopeneffekten bei der elektrolytischen Wasserspaltung im Hinblick auf eine mögliche Quantenkorrelation; Dissertation, FU Berlin (1999).

Sperling kommt zu dem Schluss dass die Durchsatzmenge bei der Wasserspaltung ohne Quantenkorrelation (Verschränkung) nicht zu erklären ist.

Ich denke, mit der Verschränkung von Photonen haben wir einen guten Kandidaten für den von Ihnen gesuchten Informationsvermittler gefunden. Neutrinos kann man dagegen mit Sicherheit vergessen.

3.4 Vererbung ohne Chromosomen und wie aus Photonen die Welt entsteht

2. April 1965

Vererbung ohne Chromosomen

Vererbung ohne Chromosomen und wie aus Photonen die Welt entsteht

> *Dr. Peter Michaelis, der im Max-Planck-Institut für Züchtungsforschung arbeitet, wendet sich dagegen, dass Vererbung immer nur als Wechselwirkung zwischen Chromosomen und den „Eiweißfabriken" (Ribosomen) der Zelle aufgefasst wird. Es sei schon seit langem einwandfrei bewiesen, dass es neben den Erbfaktoren in den Chromosomen völlig gleichberechtigte Erbfaktoren im Zellplasma gebe: **Plasmone**.*
>
> *Mehr dazu:*
> http://www.zeit.de/1965/14/vererbung-ohne-chromosomen

@KDS:

... Ihre letzten Ausführungen waren ausgesprochen inspirierend!

Können Sie mir Ihre Gedanken, wie aus dem Nichts eine 4-dimensionale Welt entsteht, näher erläutern und diese mit den Ausführungen aus dem Zeitartikel, den Sie mir gemailt haben, und den Grundgedanken C.F.v. Weizsäckers korrelieren?

Gesetzten Fall, alles physikalisch Bekannte könnte als ein Axiom aufgefasst werden, dann bestünde prinzipiell die Möglichkeit einer Übertragung aller Erkenntnisse aus diesem Bereich auf alles Biologische.

Aktuell sind in der Nanotechnologie interessante Entwicklungen zu verzeichnen, wie z.B. Plasmone, Quantenpunkte, Antennen und v.a. m. Den angehängten Zeitartikel aus dem Jahr 1965, den ich zufällig entdeckt habe, beschreibt etwas, was mit Plasmonen und DNA zu tun hat. Ungeachtet dessen, dass der Begriff "Plasmon" in diesem Zusammenhang eine andere Bedeutung als beispielsweise in der Nanotechnologie haben könnte (weiß ich nicht genau), so würde gedanklich der von mir gewählte axiomatischer Ansatz auf jeden Fall unterstützt.

Wechselwirkung von Substanzinformation mit biologischen Systemen

Was halten Sie von dieser Idee?

@@@

@NW:

... Der Artikel "Vererbung ohne Chromosomen" ist sehr interessant. Das passt übrigens mit dem zusammen was Rupert Sheldrake in seinen Büchern schrieb (z.B. *"Das schöpferische Universum: Die Theorie der morphogenetischen Felder und der morphischen Resonanz" von Rupert Sheldrake*).

Darüber hinaus bin ich sicher, dass Sie grundsätzlich davon ausgehen müssen, dass unsere Welt einheitlich ist. Für das Biologische gelten bestimmt keine anderen physikalischen Gesetze als für "tote" Materie, Quanten usw., denn Biomoleküle, Eiweißmoleküle usw. bestehen aus den gleichen Atomen bzw. Elementarteilchen wie alles andere auch. Außerdem müssen wir aus physikalischer Sicht davon ausgehen, dass den Bio-Molekülen nicht der Lebenshauch von einem höheren Wesen eingeblasen wurde, sondern dass alles, was lebendig ist, seinen Ursprung bereits in der angeblich "toten" Materie findet (vielleicht ist tote Materie irgendwie lebendig). Wenn Sie Leben einmal selbst definieren, dann werden Sie bestimmt die grundlegenden Eigenschaften von Leben im Verhalten von Quanten wiederfinden. Die höheren Eigenschaften von Leben sind dagegen emergente Phänomene, die erst auftauchen, wenn ganze Systeme von Molekülen zusammenwirken (etwa so: Ein einzelnes Wassermolekül kann nicht flüssig sein, für die Eigenschaft flüssig müssen eine Menge von Molekülen zusammenwirken. "Flüssig" ist also ein emergentes Phänomen, genauso wie fast alles, was wir in unserer Welt wahrnehmen können).

Nun zum Zeitartikel, den ich Ihnen geschickt hatte. Dort wird (in der dritten Spalte ab dem zweiten Absatz) erklärt wie das möglich ist, dass aus Nichts etwas entsteht. Dabei wird von der Heisenberg'schen Unschärferelation ausgegangen. Dabei handelt es sich um eine grundlegende Entdeckung, welche zu den Säulen der Quantentheorie gehört und die die Erkenntnis unsere Welt völlig verändert hat. Ich zitiere dazu aus dem "Widerhall":

> *Ganz im Tollhaus der Naturwissenschaft glaubt sich der Laie, wenn er von der zweiten wichtigen Entdeckung der Quantenphysik hört. Der Physiker Werner Heisenberg versuchte die Lichtteilchen genauer zu vermessen. Er wollte ihren Ort und Impuls exakt bestimmen. Er hatte keinen Erfolg, denn immer wenn er das Lichtteilchen an einem bestimmten Ort lokalisieren konnte, gelang es ihm nicht mehr den Impuls exakt zu messen. Wenn er gerade dabei war den Impuls zu messen, konnte er nicht mehr feststellen wo das Lichtteilchen geblieben war. Das Problem war verteufelt und nicht lösbar. Schließlich stellte Heisenberg eine Formel auf, die das Problem mathematisch beschreibt. Diese Formel ist die Heisenberg'sche Unschärferelation, für deren Entdeckung der Physiker 1932 den Nobelpreis bekam.*

Die Unschärferelation hat weitreichende Auswirkungen in allen physikalischen Bereichen. Sie bedeutet nicht nur, dass es unmöglich ist, zwei komplementäre physikalische Größen gleichzeitig exakt zu messen, sie bedeutet auch, dass in der Welt des Kleinsten, also in der Quantenwelt nichts in Ruhe ist. Beispiel: Könnte man einen in der klassischen Physik ruhenden Pendel soweit verkleinern, dass er nur noch atomare Größe hätte, also ein Quantenpendel wäre, dann wäre er nicht in Ruhe. Er würde immer um die Ruhelage herum fluktuieren. Doch niemals würde man ihn an einer exakten Position finden, noch könnte man seine Geschwindigkeit exakt messen.

Ebenso gibt es in einem physikalischen Vakuum keinen ruhigen Zustand, selbst nicht am absoluten Temperaturnullpunkt, an dem sich eigentlich nichts mehr regen sollte. Das physikalische Vakuum, wenn alle Kräfte abwesend sind, wenn

82 Wechselwirkung von Substanzinformation mit biologischen Systemen

alle Materie abwesend ist, ist trotzdem nicht leer. Denn es brodelt (fluktuiert) im Vakuum. Teilchen entstehen, Teilchen vergehen.

Woher man das weiß? Es ist die Folge von dem, was physikalisch hinter Heisenbergs Unschärferelation steckt. Alle Messungen mit den Teilchendetektoren der Teilchenphysik bestätigen solche Zustände im Vakuum und der Physiker Dirac hat dazu eine Theorie mit virtuellen Teilchen aufgestellt, die im sogenannten Dirac-See[58] des Vakuums entstehen und vergehen.

Bezogen auf Photonen bedeutet die Heisenberg'sche Unschärferelation, dass aus dem Nichts des Vakuums Photonen entstehen können. Die Experimente der Teilchenphysik bestätigen das.

Doch ist es so, dass Photonen nicht zur Materie zählen (wie Photonen einzuordnen sind, hatte ich in meinem letzten Mail geschrieben). Der Zeitartikel beschreibt aber eine Sensation. Die Stanfort-Physiker haben nachgewiesen, dass Photonen unter bestimmten Umständen miteinander wechselwirken können und aus ihnen dann Materie wird. Das mag zwar extrem selten vorkommen, aber es ist prinzipiell möglich. Wir haben dadurch folgende Prozesskette, die durch Experimente bestätigt ist:

Das Nichts des Vakuums -(Fluktuation)-> **Photonen** -(Wechselwirkung)-> **Materie**

Wenn man dieses Wissen, mit dem korreliert, was im Urknall entstanden ist, dann ergibt sich eine Erklärungslücke: Im Urknall sollen gleichzeitig Raum und Zeit entstanden sein. Es ist auch so, dass mit der beobachteten Ausdehnung unseres Universums immer neuer Raum entsteht. Dass immer neue Zeit entsteht, wissen wir sogar aus dem täglichen Leben. Laut Einstein hängen Raum und Zeit sehr eng zusammen. Deswegen können wir sagen, es entsteht immer neue Raumzeit. **Das Vakuum, aus dem**

---
58 Siehe Fußnote auf S. 67

Photonen entstehen, ist allerdings ein Vakuum <u>innerhalb einer bereits existierenden Raumzeit</u>. Das bedeutet, Raum und Zeit müssen bereits existieren, damit etwas aus dem Nichts des Vakuums entstehen kann. Da beißt sich die Katze in den Schwanz, wenn Raumzeit im Urknall erst entstanden sein soll, die Quantenfluktuation, die zum Urknall geführt hat, aber die Raumzeit bereits zur Voraussetzung hat.

Um die Erklärungslücke zu füllen, kam ich auf die Idee, dass es einen Prozess geben muss, der gleichzeitig mit den Photonen das Vakuum der Raumzeit entstehen lässt, der also gleichzeitig Raum und Zeit entstehen lässt. Es muss zunächst mal eine Art Vakuum außerhalb der Raumzeit existieren, in dem etwas fluktuiert, damit Photonen, Raum und Zeit entstehen können. Dieses Vakuum außerhalb hatte ich metrikfreies Vakuum genannt (oder kosmologisches Hintergrundfeld oder raum-und-zeit-loses Quanteninformationsfeld oder das Nichts). Doch was kann im metrikfreien Vakuum überhaupt existieren? Materie kann es nicht sein, denn Materie kann nur innerhalb der Raumzeit vorkommen. Reine, nicht an Materie gebundene Energie, könnte es schon eher sein. Doch reine Energie besteht nach allem, was bisher bekannt ist, aus Photonen. Und Photonen hängen eng mit der Raumzeit zusammen. Das führt zur Frage, ob es eine Energieform gibt, die nicht mit der Raumzeit zusammenhängt.

Hier brachten C.F. v. Weizsäcker und Th. Görnitz die Lösung. Weizsäcker hat eine leider schwer verständliche mathematisch-philosophische Theorie der Uralternativen entwickelt[59]. Nur soviel: Weizsäcker erkennt, **dass die Welt und alle ihre Objekte aus Uralternativen aufgebaut werden kann.** Uralternativen sind elementare Ja-Nein-Entscheidungen, die sich binär durch die Ziffern 0 und 1 codieren lassen. Als Informatiker würde ich sagen: Uralternativen sind Bits. Weizsäcker formuliert es so:

"Alle Objekte bestehen aus letzten Objekten mit n=2

---

[59] Siehe auch S. 35

[Möglichkeiten]. Ich nenne diese Objekte Urobjekte und ihre Alternativen Uralternativen."

Görnitz und Weizsäcker haben dann eine Quantenfeldtheorie der binären Alternativen entwickelt. *(Görnitz, Weizsäcker: Quantum Field Theorie of Binary Alternatives, Intern. J. Theoret. Phys. 31 (1992) 1929-1959).* Statt Quantenfeld können wir, wie in unserer Korrespondenz, auch raum-und-zeit-loses Quanten**informationsfeld** sagen. Görnitz hat in einem seiner Werke (ich glaube, es heißt: *Görnitz, der kreative Kosmos - Geist und Materie aus Quanteninformation, Spektrum, Heidelberg (2007)*), gezeigt, **aus wie viel Information ein Proton besteht**. Übrigens, Görnitz hat sein Informationsbit Protyposis genannt und ich habe die Weizsäcker'schen Urobjekte **S-Bits** genannt.

Allerdings war durch die Arbeiten von Weizsäcker und Görnitz das Problem, wie Raum und Zeit aus den Uralternativen entsteht, immer noch nicht gelöst. Aber der Ansatz, dass die Welt und alle ihre Objekte aus Uralternativen (Information) aufgebaut werden kann, schien mir hervorragend. Ich musste also nur noch Belege dafür suchen, dass Information tatsächlich der Grundbaustein ist, aus dem unsere Welt besteht und nachweisen, dass aus einer Informationsart, die im philosophischen (nicht physikalischen Sinn) einer Substanz gleicht, auch Raum und Zeit entstehen können, am besten gleichzeitig mit Photonen. Dann wären auch die Erklärungslücken geschlossen, welche die bisherigen Urknall- und Quantenfeldtheorien gelassen haben.

Ich denke, das ist mir mit meinem Büchlein "Supervereinigung" zusammen mit dem, was ich im "Widerhall" im Gedankenexperiment zu "Maxwells Dämon" geschrieben habe, gelungen. Über "Maxwells Dämon" habe ich herausgefunden, dass es tatsächlich Informationsarten gibt, die äquivalent zu Energie sind. Die Experimente zur Quantentheorie, insbesondere das von Alain Aspect, haben mir außerdem gezeigt, dass es Information gibt, die außerhalb der Raumzeit gespeichert ist. Zusammen mit den Uralternativen von Weizsäcker ergab sich dann das, was ich im Büchlein "Supervereinigung" beschrieb und dort mathematisch im Kapitel 3.7 auf Seite 46 nachweisen konnte: Zusammenfassungen von S-Bits können durch Fluktuation Zustandsänderungen durchlaufen und Photonen entstehen lassen. Gleichzeitig erzeugen die Photonen die Metrik von Raum und Zeit, d.h., mit den Photonen entsteht gleichzeitig die Raumzeit. Die Erklärungslücke war geschlossen.

Wenn man noch das Prinzip der Evolution (Mutation, Rekombination, Selektion) hinzunimmt, und selbst die Zusammenfassungen von Uralternativen mit Hilfe der Fluktuation diesem Prinzip folgen, dann ist die Kette vollständig: Aus Nichts im Jenseits von Raum und Zeit kann Information entstehen, die äquivalent zu Energie ist. Fluktuation lässt daraus Photonen zusammen mit der Raumzeit entstehen. Aus Photonen, die miteinander wechselwirken, entsteht Materie. Aus Materie entsteht durch Wechselwirkung zusammen mit den Prinzipien kosmologischer Evolution eine höhere Struktur und in weiteren Evolutionsstufen entsteht alles, was wir kennen, einschließlich Leben.

4. Die wirklich elementaren Prozesse

4.1 Der Prozess, der Leben entstehen lässt und der tatsächliche Sinn vom Ganzen

@KDS:

... Wie Sie die "Erklärungslücke" geschlossen haben, finde

ich genial!

Kann man nach dem, wie Sie das "Etwas aus dem Nichts" beschrieben haben so auffassen, dass alles das, was wir in der 4-dimensionalen Welt erleben, Ergebnis einer Selbstorganisation des Nichts ist, was aber einem reinen Zufall unterliegt? Bleibt jetzt noch die Frage nach der "Motivation", sich selbst zu organisieren. Zwischen dem Nichts und der 4-dim-Welt müsste es eine Wechselbeziehung geben. Das Etwas aus dem Nichts wird ja durch Fluktuationen initialisiert. Woher stammt die für diesen Prozess notwendige Energie? Aus der 4-dim-Welt oder aus dem Nichts?

Will auf dieser Ebene gerne weitermachen und mir die Frage stellen, wie es zu einer Differenzierung von Materie kommen kann, das schließlich zum Leben führt.

> *Leben in den Tiefen der Ozeankruste nachgewiesen*
>
> *Forscher isolieren erstmals lebende Bakterien aus dem Basaltgestein der Erdkruste*
>
> *Mehr in:* http://www.scinexx.de/wissen-aktuell-15778-2013-03-15.html

Schon immer haben mich Archaeae[60] interessiert. sie lassen sich in tiefen Gesteinsschichten, wie aber auch in siedend heißem Wasser, beispielsweise in Geysiren, nachweisen. Gelegentlich wird auch kolportiert, die Erde sei von fremden Archaeae, beispielsweise vom Mars, "geimpft" worden, woraus sich nachfolgend komplexe Lebewesen gebildet hätten. Darüber hinaus haben es mir die Tiefseelebewesen angetan, die bekanntermaßen, vor allem im Blaubereich, leuchten können.

Wie ließe sich auf Basis, z.B. der Theorie der kondensierten Materie und Ihrer Definition des Informationsbegriffes die

---

60 **Archaeaen** (Urbakterien) sind einzellige Organismen

Entstehung eine solchen Lebens unter extremsten Bedingungen erklären? Hätte das zu tun mit der Äquivalenz von Energie bzw. Materie mit Information? Wenn es keine Photonen als physikalische Informationsträger gibt, wie wird dann Information transportiert und vor allem verarbeitet?

Habe wieder intensiv den "Widerhall" studiert. Daraus ein paar Fragen:

- Unterschied zwischen Qbit und S-Bit?

- Warum der Begriff "Pack"? Kann Pack als ein Synonym für den Kodensationsprozess Information - Materie aufgefasst werden?

- Sind "Bewusstseinseinheiten" ein Synonym für die "Protyposis" (Görnitz)?

- Sind die Bewusstseinseinheiten unseres Ich-Bewusstseins Teil der realen oder der transzendenten Welt?

- Was ist nun der tatsächliche Sinn vom Ganzen?

Versuche mir gerade die eigentliche "Wirklichkeit" vorzustellen. Demnach kann alles nur ein dimensionsloses Rauschen (wie beim Wellensalat) sein - oder konsequenterweise "reinstes Nichts". Oder es ist etwas, wofür wir erst noch die richtigen Worte finden müssen: vielleicht "Sintrometrische Maximentelezentrik" von Burckard Heim[61]? Wenn man seine Biografie liest, könnte er so eine Art Inselbegabter gewesen sein. Auch gibt es von ihm Tonaufnahmen mit Vorträgen von ihm (Youtube). Müssen sich das mal anhören!

@@@

@NW:

... Qbit ist eine Rechengröße für den Quantenphysiker und

---

61 **Burkhard Christian Ludwig Alexander Heim** (*1925 †2001) war ein deutscher Physiker. In seinem Hauptwerk versucht er eine einheitliche Feldtheorie zu formulieren.

88 Die wirklich elementaren Prozesse

damit eher etwas Abstraktes, das aber nach der Messung zu konkreten Ergebnisnissen führt. Das S-Bit soll ein Äquivalent zu Energie und/oder Materie sein und damit etwas Reales.

Der Pack wird benötigt, um Zusammenfassungen von S-Bits benennen zu können. Unterschiedliche Zusammenfassungen (Packe) können unterschiedlich viele S-Bits enthalten. Zwischen den Packen kann es unterschiedliche Beziehungen (Relationen) geben. (Metapher: Verschiedene Kartonschachteln enthalten unterschiedlich viele gleichartige Bauklötzchen. In großen Schachteln sind manchmal kleinere Schachteln eingelegt. Einige Schachteln sind aufeinandergestapelt. Andere sind weit voneinander entfernt.)

Bewusstseinseinheiten sind Packe für die ganz bestimmte Beziehungen (Relationen) gelten. Diese Relationen zusammen mit der notwendigen Fluktuation habe ich Prozesse genannt. Meine physikalische Definition für Bewusstsein: Bewusstsein ist ein informationsverarbeitender Prozess ... mit nicht determinierten Entscheidungen ... und zielgerichtetem Verhalten zur Befriedigung von Bedürfnissen[62]. Bedürfnis ist die Neigung ein bestimmtes Ziel zu verfolgen. "Bedürfnis" ist leider kein sehr physikalischer Begriff, aber ich denke damit lässt sich trotzdem auch physikalisch etwas anfangen.

Da Bewusstseinseinheiten aus Packen voller S-Bits zusammen mit Prozessen, die darauf wirken, bestehen, gehören sie zumindest teilweise zur 4-dim-Raumzeit-Welt. Da ein Teil der Prozesse wohl im Transzendenten liegt (= im physikalischen Bereich außerhalb von Raum und Zeit), ist Bewusstsein auch ein Teil der transzendenten Welt. Das kann auch einige Bewusstseins-Phänomene naturwissenschaftlich erklären, für die es sonst nur religiös-esoterische Lösungen gibt.

Was ist der Sinn des Ganzen? Wie wir sehen, strebt unser Universum von ganz einfachen Strukturen zu immer

---

62 Siehe Fußnote S. 37

komplexeren. Dafür ist nicht der reine Zufall verantwortlich, sondern der aus den drei Komponenten bestehende Prozess, den wir Evolution nennen und der sich nicht nur auf die biologische Evolution bezieht. Die drei Komponenten sind Mutation/Variation, Rekombination, Selektion. Nur zwei Komponenten des Prozesses sind zufällig, nämlich Mutation/Variation und Rekombination. Die Selektion ergibt sich aus einer Art Ziel, das aber nicht von außen vorgegeben ist, sondern in der Umgebung der Zufallskomponenten liegt.

Als Mensch sind wir ein Teil des Evolutionsprozesses. Dem dürfen wir uns nicht verweigern, sondern sollten durch unsere Entscheidungen daran teilnehmen. Entscheidung ist in unserem Fall die Selektion innerhalb des Evolutionsprozesses. Wenn wir also am Leben aktiv teilnehmen, Entscheidungen treffen, und uns nicht treiben lassen, dann leisten wir einen kleinen Beitrag zur Entwicklung des großen Ganzen. Darin liegt der Sinn unseres Lebens.

4.2 Einfluss von Zufalls- und Bewusstseinsprozessen auf die Evolution

@KDS:

... Ganz kurz zum Thema "Selektion": Schauen Sie sich einmal die Verhulst-Gleichung[63] an. Ich denke, es gibt einen "gerichteten" Zufall (so, wie Sie es vielleicht meinen?), der zumindest in der 4-dim-Welt allgegenwärtig ist. Davon abgeleitet ist man schnell in der Welt der Selbstähnlichkeit und der Fraktale[64] und bei Mandelbrot oder bei Feigenbaum und

---

63 Die **Verhulst-Gleichung** oder **logistische Gleichung** wurde 1837 von Pierre François Verhulst als demographisches mathematisches Modell eingeführt. Sie ist ein Beispiel dafür, wie komplexes, chaotisches Verhalten aus einfachen nichtlinearen Gleichungen entstehen kann.

64 **Fraktal** ist ein vom Mathematiker Benoît Mandelbrot 1975 geprägter Begriff der bestimmte künstliche Gebilde oder geometrische Muster

Die wirklich elementaren Prozesse

dessen grundlegenden Konstanten (die ganz offensichtlich eine ähnlich grundlegende Bedeutung wie Pi haben). Verblüfft bin ich in der Welt der Fraktale darüber, dass es gebrochene Dimensionen gibt. Das widerspricht völlig dem, was wir aus der Quantenwelt kennen ...

@@@

@NW:

... Bei der Verhulst-Gleichung geht es um die mathematische Modellierung und Beschreibung einer Wirklichkeit. Die Beschreibung trifft die Wirklichkeit aber nur angenähert. Insbesondere erweckt die mathematische Modellierung den Eindruck, als sei die Wirklichkeit deterministisch. Das ist sie aber nicht. Die Evolution kann nicht durch eine einzelne deterministische Gleichung beschrieben werden. Sie ist vielmehr ein Prozess, für den man zur Beschreibung mindestens drei Schritte braucht.

Wenn Sie einmal eine Computersprache wenigstens ansatzweise gelernt haben, dann haben Sie eine einigermaßen gute Analogie dafür, wie ein Prozess arbeitet. Man kann ein Computerprogramm niemals durch eine einzelne Formel beschreiben, sondern braucht immer zahlreiche Schritte. Und so ist es auch mit den Prozessen der Realität.

Und noch etwas kommt hinzu. Die ersten zwei Schritte des Evolutionsprozesses werden nicht durch einen deterministischen Zufall, sondern durch den reinen Quantenzufall beeinflusst, der nicht deterministisch ist.

Unterschied zwischen deterministischen und reinen Zufall: Das Ergebnis des deterministischen Zufalls **scheint** nur zufällig. Es ist aber so, dass man das Ergebnis prinzipiell berechnen kann, wenn man die Anfangsbedingungen kennt. Beim reinen Quantenzufall kann man niemals die Anfangsbedingungen

---

bezeichnet .

kennen (Unschärferelation!). Deshalb ist es unmöglich, das Ergebnis vorauszuberechnen.

Der Begriff "gerichteter Zufall" macht mich nicht glücklich. Das klingt zu sehr nach Determinismus, wo es um etwas ganz anderes geht.

Ich will versuchen das durch andere Begriffe deutlicher zu machen. Der Zufall in den ersten beiden Schritten des Evolutionsprozesses ist nur dazu da, um **Neues, noch nie dagewesenes** zu schaffen und dieses Neue als **Möglichkeit darzubieten**. Im dritten Schritt geht es um die **Auswahl unter den Möglichkeiten**. Die Auswahl kann passiv geschehen, wenn die Bedingungen der existierenden Umwelt bereits für die Auswahl sorgen, oder die Auswahl kann aktiv geschehen. Für die aktive Auswahl unter den dargebotenen Möglichkeiten benötigt man einen Prozess, nämlich den Bewusstseinsprozess.

Hier sehen Sie, wozu Bewusstsein sinnvoll und gut ist. Wenn Bewusstsein nicht sinnvoll wäre, könnten wir Menschen auch als Zombies durch die Welt gehen.

Bewusstsein wählt im dritten Schritt des Evolutionsprozesses aktiv unter den dargebotenen Möglichkeiten aus und sorgt dafür, dass sich in unserer Welt immer komplexere Strukturen entwickeln (im Rahmen der menschlichen Entwicklung von den Steinzeitwerkzeugen bis zum Computer, Handy, Lasertechnik, Biotechnologie und sonstigem Hightech). Die aktive Selektion sorgt für relativ schnelle Evolutionsschritte.

Wir müssen auch davon ausgehen, dass diese **aktive Selektion durch Bewusstseinsprozesse** schon in einem sehr frühen Stadium der Evolution, nicht nur der menschlichen, stattgefunden hat. Natürlich waren die Bewusstseinsprozesse der frühen Stadien nicht so hoch entwickelt wie das heutige menschliche Bewusstsein.

Überhaupt ist es meiner Ansicht nach verkehrt, bei der Evolution den Zufall zu betonen, wie das die Fundamentalisten verschiedener religiöser Richtungen gerne machen, um den Begriff zu verunglimpfen und anstelle von Evolution eine "Schöpfung" zu setzen. Bei einer Evolution handelt es sich im wesentlichen um die Auswahl unter dargebotenen Möglichkeiten, sei sie passiv oder aktiv. Also müsste man die **Auswahl** betonen: Bei der Evolution handelt es sich um einen **Auswahlprozess**.

Fraktale werden durch deterministische mathematische Formeln berechnet. Die gebrochenen Dimensionen sind ein mathematisches Konstrukt, das keinen Bezug zur Realität hat. Wenn es in der realen Welt Formen gibt, die den künstlichen geometrischen Formen der Fraktale ähneln, können wir dennoch nicht davon ausgehen, dass die Natur mit gebrochenen Dimensionen rechnet.

4.3 Evolution und Bewusstsein

@KDS:

... Ihre Erklärung ist sehr einleuchtend. Für mich umso mehr, als dass ich die entsprechenden Kapitel im „Widerhall" nachgelesen habe. Mir imponiert immer mehr, wie Sie argumentieren. Kann mich inzwischen recht gut in Ihre Gedankengänge hineinversetzen und verstehe so immer besser, was Sie tatsächlich meinen:

Neben dem Informations- ist wohl auch der Evolutionsbegriff und Bewusstsein als elementar aufzufassen?

Meine weiteren Fragen hierzu:

- exprimiert sich "Selbstorganisation"[65] im Nichts als für uns das, was wir als Fluktuationen wahrnehmen?

- sind Materieteilchen/Kraftteilchen Ergebnis von unzähligen Fluktuationsversuchen, bis sich daraus, i.S. eines unerwarteten Zufalls etwas wie ein Proton ausbildet?

---

65 Siehe Fußnote auf S. 33

- wenn nein, bildet sich immer zuerst ein Photon aus?
- wenn ja, wie muss man sich dann den Prozess der Bildung z.b. eines H+-Ions vorstellen?
- ist es richtig, dass alles, was danach kommt, ein evolutionärer Prozess ist?

Zum Thema "Packe" habe ich mir selbst auch noch einmal Gedanken gemacht: Könnte es das sein, was im Inneren eines "Planck-Black-Hole"[66] mit genau einem S-Bit vorliegt? Könnte es dann sein, dass das erste Objekt, was nach einer Fluktuation entsteht, einem Planck-Black-Hole entspricht und daraus innerhalb des Ereignishorizontes ein Photon mit genau ein Bit abstrahlen kann?

Görnitz hatte ja in seinem Gedankenexperiment ein letztes Proton in ein universelles schwarze Loch fallenlassen, um darüber einen Informationsgehalt eines Protons auf 10 hoch 41 zu berechnen.

Wäre eine umgekehrte Berechnung mit einem Planck-Black-Hole möglich, derart, dass man die Anzahl der Löcher, die ja beliebig ineinander übergehen können, zugrunde legt und dabei zusätzlich noch emergente Faktoren berücksichtigt?

@@@

@NW:

... Ja, Information, Evolution, Bewusstsein (**und Fluktuation**) sind elementar aufzufassen. Das will ich in diesem Mail begründen. Dazu vorab die rhetorische Frage: Gibt es Photonen, die nur aus einem einzigen S-Bit (oder meinetwegen auch Qbit

---

66 Ein Micro Black Hole ist ein hypothetisches, sehr kleines und leichtes Schwarzes Loch (vgl. Fußnote S. 20). Das **Planck-Black-Hole** ist so ein Micro-Black-Hole, mit der zusätzlichen Bedingung, dass sein Durchmesser unterhalb der Planck-Länge.$1{,}616199*10^{-35}$ m liegt. Deshalb ist es unmeßbar klein und kann nicht zu einer wissenschaftlichen Theorie gehören.

oder nur Bit, wenn dieses nicht abstrakt, sondern real substanziell aufgefasst wird) bestehen?

Wie wir aus Experimenten (z.b. dem Doppelspaltexperiment[67]) wissen, zeigen Photonen ein bestimmtes Verhalten. Beim Menschen sind es z.B. Erziehungsprozesse seit der frühen Kindheit, die im Erwachsenenalter immer noch das Verhalten beeinflussen. Des weiteren ist manches Verhalten fest verankert und wird durch Vererbung weitergegeben.

Die unbelebte Natur zeigt ebenfalls bestimmte Verhaltensweisen bei Wechselwirkungen. Wir nennen die Verhaltensweisen Naturgesetze. Jeder Stein, der weggeworfen wird, weiß, dass er nicht in den Weltraum fortfliegen darf, sondern auf die Erde zu fallen hat. Zwei gleichschwere Kugeln, eine in Ruhe, die andere in Bewegung, wissen, falls sie aneinanderstoßen, dass die eine ihre Bewegungsenergie auf die andere zu übertragen hat, damit die ursprünglich ruhende Kugeln sich nun in Bewegung setzen kann.

Gerade die Technik und die Computer zeigen ein bestimmtes Verhalten. Beim Computer nennen wir das, was sein Verhalten steuert: Programm.

Auch wenn uns Verhaltensweisen aufgrund unserer täglichen Erfahrung als selbstverständlich erscheinen: Sie sind es nicht! Denn hinter jeder Verhaltensweise muss etwas stehen, das wir Gesetz, Regel, Erziehung, Programm usw. nennen. Statt der vielen Worte dafür können wir sagen, es sind Verhaltenprozesse (kurz: **Prozesse), die das Verhalten steuern**.

Zurück zu den Photonen. Es sind bestimmte Prozesse, die das Verhalten von Photonen steuern. Prozesse bestehen aus strukturierter Information und etwas, was für die Ausführung sorgt. Die Information muss irgendwo gespeichert sein. Bei Photonen wird die Prozessinformation im Zusammenhang mit dem Photon gespeichert sein. Ich halte es für unwahrscheinlich,

---

67 Siehe Fußnote auf S. 22

dass die Prozessinformation für alle existierenden Photonen nur ein einziges Mal in einem großen Hintergrundcomputer (kosmologisches Hintergrundfeld) gespeichert ist. Sicher wird jedes Photon in seinem Pack die Verhaltensinformation gleich mit gespeichert haben. Deshalb gehe ich davon aus, dass ein Photon mindestens aus 1 Bit + Zahl der **Informationsbits für den Verhaltensprozess** besteht. Das sind bestimmt einige Tausend oder millionen Bits. Was den Verhaltensprozess in Gang hält (Ausführung des Verhaltens), ist übrigens Fluktuation, denn Fluktuation ist das Einzige, was auf der untersten Ebene unseres Universums für Wandel, Wechsel bzw. Bewegung sorgt.

Wir wissen also, dass Photonen aus einer bestimmten Informationsmenge größer als 1 Bit bestehen müssen, um Photonen sein zu können. Alles was kleiner als diese Mindestmenge ist, kann weder Elementarteilchen noch Photon noch etwas sein, was irgendwie in unserem Raumzeit-Universum auftritt. Das bedeutet: allein dadurch, dass unser Raumzeit-Universum existiert, erfolgt schon eine gewisse Auswahl aus dem was die Fluktuationen jenseits von Raum und Zeit erzeugen. Nur das, was die Mindestanforderungen erfüllt, kann real werden. Das bedeutet andererseits, dass schon auf der elementarsten Ebene unseres Raumzeit-Universums der **Evolution**sprozess zugeschlagen hat **(Evolution = Auswahlprozess!)**.

Bleibt nur noch die Frage zu klären, ob Bewusstsein zu den elementaren Prozessen gehört? Man kann Bewusstsein auf verschiedenen Arten definieren. Verschiedene Berufsgruppen haben verschiedene Definitionen. Relativ gut durchgesetzt hat sich die Definition der Verhaltenspsychologen, die mit Hilfe ihrer Definition sogar Bewusstsein bei bestimmten Tierarten, wie Bonobos, Raben oder Elefanten feststellen konnten. Leider ist die Definition der Psychologen nicht so geartet, dass man damit auch ein kleinstmögliches Bewusstsein erkennen kann. Um die Anfänge von Bewusstsein oder das kleinstmögliche Bewusstsein entdecken zu können, braucht man eine Definition, die mehr

96 Die wirklich elementaren Prozesse

operational ist, die prinzipiell aber nichts anderes aussagt, als das schon bekannte. Um die Anforderung zu erfüllen, habe ich mir erlaubt, angelehnt an die Definition der Psychologen, eine eigene Definition für Bewusstsein zu erstellen, die Sie bereits kennen (Bewusstsein ist ein informationsverarbeitender Prozess[68] .... usw.). In die Definition sind wichtige Kriterien mit eingeflossen, die sich aus den Antworten zu folgenden Fragen ergeben: Wie erfolgt die Reaktion auf geänderte oder neue Umweltbedingungen? Ist die Auswahl unter den Handlungsalternativen determiniert oder nicht determiniert? Welchen Zielen folgt das Verhalten?

Das Doppelspaltexperiment sagt uns vieles, was wir über Photonen wissen wollen. Insbesondere Folgendes: Schickt man einzelne Photonen mit größerem zeitlichen Abstand durch den Doppelspalt bilden sie im Laufe der Zeit ein Muster auf dem Beobachtungsschirm das Interferenzmuster genannt wird. Dieses besteht aus mehreren hellen Streifen. Wenn man das Experiment ein wenig abwandelt und abwechselnd immer einen der Spalte verschließt, dann bilden die Photonen im Lauf der Zeit kein Interferenzmuster mehr, sondern nur **zwei** helle Streifen.

Die Frage, die man sich unter anderem beantworten muss, ist die: Woher wissen die einzelnen Photonen, die mit großem zeitlichem Abstand durch die Spalte gehen, wann sie ein Interferenzmuster bilden müssen und wann nur zwei helle Streifen? Spätestens beim Durchgang durch einen Spalt muss die Entscheidung fallen. Die Teilchen reagieren auf geänderte Umweltbedingungen und entscheiden sich je nachdem welche Umweltbedingungen sie vorfinden. Wo sie auf dem Schirm genau auftreffen ist nicht determiniert, erst in der Summe der Treffer er-

---

68 **Bewusstsein** ist ein **informationsverarbeitender Prozess**, in dem bei neuen Anforderungen oder geänderten äußeren Umständen nicht determinierte Entscheidungen zwischen Handlungsalternativen getroffen werden, die zu zielgerichtetem Verhalten zur Befriedigung von Bedürfnissen führen. (Ein **Bedürfnis** ist die Neigung ein Ziel zu verfolgen.)

kennt man, welches Muster sie bilden wollen. Bei zwei geöffneten Spalten kann man nicht sagen, für welche Spalte sie sich entscheiden. Erst wenn sie auf dem Beobachtungsschirm angekommen sind, kann man vermuten, welchen Weg sie genommen haben. Generell neigen Quanten wohl dazu, real (faktisch) zu werden, denn nur in diesem Zustand können wir sie beobachten. Die **Neigung ein Ziel zu verfolgen**, ist per Definition ein **Bedürfnis**. Man muss den Photonen (und generell den Quanten) wohl zugestehen, von einem Verhaltensprozess gesteuert zu werden, der auf eine ganz elementare Art die Kriterien eines Bewusstseinsprozesses erfüllt. Das ist der Grund, warum Bewusstsein in seiner elementarsten Form mit zu den Dingen gehört, die in unserem Universum absolut elementar sind.

Zu den weiteren Fragen:

Selbstorganisation kommt durch Prozesse, insbesondere dem Evolutions- und Bewusstseinsprozess und den Wechselwirkungsprozessen zustande. Fluktuation ist der Motor, der alles antreibt. Zu Energie und Materie äquivalente Information ist der Stoff oder der Baustein, aus dem alles gebaut ist.

Teilchen aus dem Nichts sind meiner Ansicht nach das Ergebnis unzähliger Fluktuationen. Allerdings finden die meisten davon außerhalb von Raum und Zeit statt, weil (wie wir schon besprochen haben) erst mit den Photonen ein Stückchen Raum und Zeit entsteht, und diese Stückchen bilden in der Gesamtsumme unsere Raumzeit (vgl. Abb. auf S. 44). Außerhalb der Raumzeit gibt es keinerlei zeitliche Begrenzung für unzählige Fluktuation. Die einzige Bedingung: Wenn es etwas sein soll, das zu unserem Universum passt, dann muss das Fluktuationsergebnis solche Prozesse enthalten, die kompatibel mit den Regeln (Gesetzen) unseres Universums sind.

Sicher können auch Protonen das Ergebnis einer Fluktuation sein, doch durch die Anpassung an die Gesetze unseres Universums und aufgrund der riesigen Menge an Information, die manipuliert werden muss, ist es sicher nur extrem selten beobachtbar, wenn überhaupt. Einfacher ist es, sich die Entwicklung komplexerer Systeme aus einfacheren vorzustellen. Ich denke, dass Protonen oder alle komplexeren Teilchen sich aus Photonen gebildet haben, die mit geringeren Informationsmengen auskommen. Und ich denke wie bereits oben ausgeführt, dass der evolutionäre Auswahlprozess von Anfang an immer mit dabei war. **Die Entstehung größerer Systeme oder Entitäten aus dem Nichts ohne einen Auswahlprozess ist wohl praktisch nicht möglich.**

Irgendwann müssen auch ungeheure Informations- bzw. Energiemengen (durch einen Auswahlprozess?) zusammengekommen sein, die sich dann im Urknall manifestiert haben, so man der Mainstream-Physik mit ihrer Urknall-Theorie glauben will.

4.4 Ist die physikalische Realität eine Quantenwelt?

@KDS:

... Beeindruckende Schilderung!

1) Im "Widerhall" schreiben Sie, das Hintergrundfeld sei Teil der physikalischen Realität. Die Entstehung der Photonen seien das Ergebnis unzähliger Fluktuationen. Die Energie dafür wird dem Hintergrundfeld entnommen. Ergibt sich daraus nicht eine unlogische Konsequenz: Kann das Hintergrundfeld tatsächlich der physikalischen Realität zugeordnet sein - oder anders ausgedrückt - gibt es nicht doch ein Perpetuum mobile[69] (Maxwell Dämon)?

---

69 Ein **Perpetuum mobile** ist eine hypothetische Maschine, die ohne Energiezufuhr ewig in Bewegung bleibt und dabei Arbeit verrichtet. Das Konzept widerspricht der physikalischen Gesetzmäßigkeit der Energieerhaltung in abgeschlossenen Systemen.

2) Zwischen kosmischer und biologischer Evolution besteht eine Analogie. Es besteht ganz offensichtlich ein Entwicklungsprozess, wie aus codierter Information der DNA physikalische Objekte entstehen. Wie wird der Prozess initialisiert? Wie sähe der analoge Prozess im kosmologischen Kontext aus?

3) Sind die Bewusstseinseinheiten des Hintergrundfeld physikalischer Natur? In welcher Beziehung dazu steht unser menschliches Bewusstsein? Ist dieses eine eigene Entität?

4) "Verschränkung" ist ja das Wechselspiel z.B. eines realen Photons in der physikalischen Realität und in seiner abstrakten (?) Form in dem Hintergrundfeld. Lässt sich daraus schließen, dass solch ein System tatsächlich immanent existiert, oder anders ausgedrückt: Nimmt die physikalische Welt in jedem Moment einen Zwitterzustand ein: Immer zugleich in der physikalisch-realen Welt und in einer abstrakten (informativen) Hintergrundfeld-Welt?

@@@

@NW:

1) Energieerhaltung gilt als wichtiges Prinzip aller Naturwissenschaften, das besagt:

Die Gesamtenergie in einem abgeschlossenen System bleibt konstant. ($E_{vor} = E_{nach}$)

Unter einem *abgeschlossenen System* versteht man ein System ohne Energie-, Informations- oder Stoffaustausch und ohne Wechselwirkung mit der Umgebung.

Ich gehe davon aus, dass dieses Prinzip grundsätzlich gilt, auch bei den Theorien, die ich aufstelle.

Bei der Entstehung von Teilchen aus dem Nichts läuft es in Wirklichkeit so:

Es entsteht nicht ein einziges Teilchen, sondern immer ein Paar

100 Die wirklich elementaren Prozesse

(Paarerzeugung). Eines davon ist ein sogenanntes Antiteilchen mit negativer Energie. So bleibt die Summe der Energien von Teilchen + Antiteilchen immer genauso groß wie zur Erzeugung benötigt wird. Es entsteht keine Energie aus dem Nichts. Hier gibt es also kein Perpetuum mobile.

Die benötigten Energien sind beträchtlich. Deshalb kann beispielsweise ein Elektron-Positron-Paar nur aus sehr energiereichen Photonen entstehen, die einen Mindestenergiegehalt besitzen. Welcher das ist, kann mit Hilfe bekannter Formeln berechnet werden.

Für meine Theorien, dass die zu Energie äquivalente Information infolge Fluktuation eine Zustandsänderung durchlaufen kann und dann reale Teilchen entstehen, gilt das genauso. Um dem Energieerhaltungssatz genüge zu tun, müssen immer Teilchen-Antiteilchen-Paare entstehen.

Wenn Teilchen und Antiteilchen irgendwann einmal miteinander wechselwirken, dann wird das Teilchenpaar zerstrahlt, positive und negative Energie heben sich auf. Bei der Zerstrahlung entstehen Photonen, deren Energiebetrag gleich dem ist, was zur Paarerzeugung reingesteckt wurde.

Aber ... , jetzt kommt das große aber ...

Bei Photonen und/oder aus Sicht der Quantentheorie betrachtet, stimmt das Gesagte pauschal für größere Mengen. Im Einzelnen betrachtet sieht es anders aus. Nehmen wir beispielsweise den Tunneleffekt, für den es zahlreiche technische Anwendungen gibt (Rastertunnelmikroskop, Flash-Speicher, usw.). **Tunneleffekt** ist in der Physik eine veranschaulichende Bezeichnung dafür, dass ein atomares Teilchen eine Raumbarriere (**Potenzialbarriere**) auch dann überwinden kann, wenn seine Energie geringer ist, als für die Überwindung der Barriere benötigt wird. Beispielsweise schaffen es Elektronen normalerweise nicht, den Raumbereich jenes Atoms zu verlassen, zu dem sie gehören. Dennoch gelingt ihnen immer wieder das Kunststück, obwohl sie nicht die nötige Energie dazu haben. Nach dem Verlassen bleibt ein ionisiertes Atom zurück. Woher kommt also die Energie zur Überwindung der **Potenzialbarriere**? Antwort: **Sie borgen es sich im Nichts**. Irgendwann muss allerdings die Rückzahlung des Geborgten erfolgen, damit dem Energieerhaltungssatz genüge getan wird.

Übrigens: Der genetische Code ist unter anderem durch das Auftreten von Protonen-Tunneln in der DNA nicht vollständig stabil. Dadurch ist der Tunneleffekt mitverantwortlich für das Auftreten von Spontan-Mutationen. (Und dieses Protonen-Tunneln kann durch Photonen (=Energiezufuhr) sogar noch gefördert werden).

Ein Problem: Photonen haben keine Antiteilchen bzw. sie sind selbst ihre eigenen Antiteilchen. Wenn Photonen aus dem Nichts entstehen, was ja möglich ist, haben wir dann so etwas wie Entstehung von Energie aus dem Nichts, also eine Art Perpetuum mobile?

Eine Lösung, die dem Energieerhaltungssatz gerecht wird, wäre, wenn Photonen ihre Energie nur ausborgen wie atomare Teilchen beim Tunneln und dann irgendwann mal zurückzahlen. Doch wenn Photonen keine Wechselwirkung eingehen, leben sie ewig. Und bei einer Wechselwirkung zahlen sie keine Energie zurück, sondern bringen diese in das Objekt ein, mit dem sie wechselwirken.

Um es kurz zu sagen: Ich habe in der Mainstream-Physik keine Antwort auf das Problem gefunden. Wahrscheinlich haben wir es hier mit einer Erklärungslücke zu tun.

Ich könnte mir eine Lösung des Problems folgendermaßen vorstellen: Es entsteht aus dem Nichts nicht nur ein einzelnes Photon, sondern immer ein Photonenpaar. Photonen können auch als Wellen mit einer bestimmten Wellenlänge aufgefasst werden (Welle-Teilchen-Dualismus der Quantenphysik). Wenn die Wellen der beiden Photonen so gegeneinander phasenverschoben sind, dass sie sich auslöschen, falls sie miteinander wechselwirken, dann hätten wir in der Summe Null Energie für das Photonenpaar. Der Energieerhaltungssatz wäre nicht gebrochen. Ich bin jedoch kein Experimentalphysiker, um nachprüfen zu können, ob das stimmt.

Weitere Probleme: Die gängigen Urknall-Theorien gehen von der Entstehung unseres Universums aus dem Nichts (also aus einer Quantenfluktuation) aus. Wenn vorher weder Materie noch Energie vorhanden war, dann müsste die Summe aller Energien (Materie ist ja äquivalent zu Energie) von unserem Universum gleich Null sein. Da wir sehr viel positive Energie (Materie) im Universum haben, müsste es im gleichen Umfang Antiteilchen geben, damit die Rechnung aufgeht. Beobachtungen haben allerdings gezeigt, dass es in unserem Universum einen gewaltigen Überschuss an positiven Teilchen gibt, und die Antiteilchen in der Minderzahl sind. Die Summe aller Energien ist deshalb nicht Null, sondern positiv. Dafür hat die Mainstream-Physik keine Erklärung (Stand 2011). Ich könnte nun selbst ein paar Spekulationen über eine Lösung anstellen, möchte mich aber weitgehend enthalten. Nur soviel: Vielleicht gilt der Energieerhaltungssatz für alle Teilchen außer für die Entstehung von Photonen aus dem Nichts. Das würde zumindest erklären warum die Summe aller Energien in unserem Universum nicht Null ist. Ich bin sowieso davon überzeugt, dass den Photonen eine Sonderstellung zukommt, weil sie nach meinen Theorien für die Entstehung von Raum und Zeit zuständig sind.

Es gibt auch die Lösungsmöglichkeit, dass der von den Photonen erzeugte Raum, einen gleichgroßen Energiebetrag enthält, allerdings mit negativem Vorzeichen, der dem Energiebetrag des Photons entspricht. Dann wäre dem Energieerhaltungssatz wieder Genüge getan.

Die Aussage im Widerhall "... *Die Energie dafür wird dem Hintergrundfeld entnommen ...*" beruht auf Folgendem: Die Physik/Astronomie geht von der Existenz bestimmter ungeheuer

Energiemengen im Universum aus, der sogenannten "Dunklen Energie". Dabei gilt die Energie des leeren Raumes (= Vakuumenergie), bei vollständiger Abwesenheit von Teilchen, als ein möglicher Kandidat für die Dunkle Energie, welche in der Astronomie eine Erklärung für die beobachtete beschleunigte Expansion des Universums bieten würde. Die Berechnungen über die Größe der Vakuumenergie gehen weit auseinander und man weiß zudem nicht wie man sie anzapfen könnte.

2) Leider verstehe ich von DNA zu wenig, um hier genauso viel sagen zu können, wie zu allgemeinen physikalischen Themen. Deshalb nur ein paar grundsätzliche Gedanken. Wichtig ist es, die richtigen Fragen zu stellen. Ich weiß allerdings nicht, ob die Frage "Wie wird der Prozess initialisiert?" zu sinnvollen Antworten führen kann. Beispiel: Die Frage "Warum ist der Mond viereckig?" führt zu wenig sinnvollen Antworten, weil hier etwas vorausgesetzt wird, das nicht mit der Wirklichkeit übereinstimmt. Eine etwas komplexere Frage: "Was war vorher da, das Ei oder das Huhn?". Die Frage scheint sinnvoll. Ei und Huhn sind real, beide existieren. Aber ... Ei und Huhn gehören zu einem gemeinsamen **System**. Dieses muss als Gesamtheit betrachtet werden. Ich darf das Ei nicht vom Huhn separieren und meine Frage im Vergleich zum separierten Huhn beziehen. Um zu sinnvollen Antworten zu kommen, muss sich die Frage auf das Gesamtsystem Ei-Huhn beziehen. Ich könnte sinnvoll fragen: Was ist der Vorläufer vom Gesamtsystem Ei-Huhn?

Ich vermute, dass man die DNA ähnlich sehen muss. Die DNA gehört zu einem System, beispielsweise DNA-Zelle. Dieses ist wieder eingebettet in ein biologisches System und viele Fragen kann man wahrscheinlich nur sinnvoll beantworten, wenn man das komplette biologische System betrachtet, weil das System DNA-Zelle nicht für sich allein existieren kann. Genauso wenig wie das Ei ohne Huhn existieren kann oder umgekehrt das Huhn ohne Ei.

Um Systeme und die dazugehören Prozesse zu verstehen, muss

man sich wohl fragen: **Welche Teile gehören zum System? Was hält das System am Laufen (Leben)?** Bei DNA ist es das biologische System, welches das Teilsystem DNA-Zelle am Leben hält. Weitere Fragen sind: **Wie entsteht Neues im System? Wie erfolgt die Auslese des Neuen? Welche Bedürfnisse (= Neigungen Ziele zu verfolgen) wirken steuernd im System?** Der Prozess Entstehung von Neuem und Auslese ist das, was wir als Evolution bezeichnen.

Übrigens: Evolution ist überall, beispielsweise auch in der Wirtschaft, bei der Herstellung von Autos. Zum System Herstellung von Autos gehört nicht nur die Fabrik, sondern auch das wirtschaftliche Umfeld und der Kunde. Was hält dieses System am Leben? Antwort: Hauptsächlich der Käufer, denn der sorgt für den Schmierstoff (Geld) im System. Ohne Geld wäre das System ganz schnell tot. Wie entsteht Neues im System? Im wesentlichen, dadurch dass die Ingenieure neue Produkte entwickeln, z.B. Elektroautos statt Benzinkutschen. Wie erfolgt die Auslese des Neuen? Indem der Kunde kauft oder nicht. Was nicht gekauft wird, wird bald nicht mehr produziert. Welche Bedürfnisse steuern das System? Das Bedürfnis Geld zu verdienen. Wenn dem nicht so wäre, könnte man natürlich auch etwas produzieren, was der Kunde nicht haben will. Dann wird nichts verkauft und kein Geld verdient. Ob so ein System allerdings sehr lange existieren kann? Sozialistische Staaten haben gezeigt, dass sie zusammenbrechen, wenn ihre Wirtschaft Produkte produziert, die ihre Bevölkerung nicht haben will. Worin besteht nun die Evolution? Antwort: In der ständigen Entstehung neuer oder fortentwickelter Produkte, welche von der **Umwelt (hier: den Kunden)** gewünscht werden.

Das war ein kleiner Exkurs in andere Bereiche, weil ich von den Systemen, in welche die DNA eingebettet ist, zu wenig verstehe. Vielleicht ist der Exkurs hilfreich, ich hoffe es wenigstens.

3) Bewusstsein ist ein informationsverarbeitendes System. Für die Informationsverarbeitung innerhalb der Raumzeit benötigen

wir ein Trägersystem z.B. das menschliche Gehirn, so wie beispielsweise der Computer das Trägersystem für seine Programme ist. Bewusstsein kommt physikalische Realität zu, aber nicht in dem Sinne, dass man hier ein anfassbares Objekt finden könnte, sondern im gleichen Sinn wie einem Computerprogramm, dass auf einem Computer gespeichert ist. Das Programm lässt sich nicht anfassen, aber die Veränderungen des Computerspeichers lassen sich messen. Und das genügt schon dafür, dass das Programm real ist. Die Veränderungen im Gehirn, die das Bewusstsein verursacht, lassen sich sicher auch messen (PET usw.). Also hat Bewusstsein physikalische Realität.

4) Ja, ich bin überzeugt und habe das wohl auch einigermaßen im "Widerhall" belegt, dass die physikalische Welt in jedem Moment einen Zwitterzustand einnimmt. Alles was in der physikalischen Welt beobachtet wird, steht immer mit einem Fuß in einer **nichtlokalen** Hintergrundwelt. Beleg: **Nichtlokale** (überlichtschnelle) Kommunikation zwischen Photonenpaaren bei Verschränkungsexperimenten. Auch alle anderen Experimente der Quantenphysik belegen das, wenn auch nicht immer so deutlich. Und unsere Welt ist, wenn man sie mit dem Mikroskop betrachtet, eine reine Quantenwelt.

4.5 Der Energieüberschuss

@KDS:

... Es ergeben sich im Moment immer mehr Anhaltspunkte dafür, dass es in dem geschlossenen 4-dim-Welt-System einen - woher auch immer stammenden - Energieüberschuss gibt. Und wenn dieser nicht von dieser Welt stammte, dann von woanders. Logisch wäre es, dieses Woandere dem Nichts zuzuordnen. Was aber fehlt ist ein Verständnis dafür, wie das Ganze funktioniert.

Ich selbst nehme an, dass es ein System von schwarzen Löchern (SL) gibt, deren wahren Eigenschaften im Inneren wir nicht ermitteln können, weil es vielleicht dort eine andere, für uns noch nicht begreifbare Physik gibt. Gedanklich wäre es nicht ganz unlogisch, ein universelles SL im Makroskopischen und ein Planck-SL im Mikroskopischen anzunehmen. Die anderen, nachweisbaren SL in unserer 4-dim-Welt repräsentieren den Kollaps von ehemals Sonnen unterschiedlicher Größe, in denen Eigenschaften wie in dem universellen SL bestehen könnten.

Und womöglich ist es so, dass das "Nichts" genau diese, uns noch nicht bekannte Eigenschaft schwarzer Löcher vorhält: Die Nichts-Information oder das von Ihnen beschriebene S-Bit.

Für mich härtester Beleg, dass es so etwas sein könnte, ist die Verschränkung. Die aus dem Nichts durch Fluktuation entstandenen Photonen haben eine Informationsgehalt von 10 hoch 30 bits. Ihrer Rechnung nach beträgt der Energieäqivalenzwert bei Basistemperatur 10 hoch minus 53 Joule pro bit. Daraus ergäbe sich ein Energiewert von 10 hoch minus 23 Joule pro Photon. Die aus dem Nichts mitgenommene Energie, die sich uns in der realen Welt als Photon darstellt, hat in dem Nichts ein ganz spezifisches Defizit hinterlassen. Das könnte das sein, was wir bei den Verschränkungsexperimenten nachweisen: Ein im Nichts hinterlassenes Informationsdefizit.

Ich gehe dabei davon aus, dass die ständige Hintergrundstrahlung im Mikrowellenbereich genau die Photonen emittiert, die durch Fluktuationen aus dem Nichts entstanden sind. Sie haben bereits sehr schön beschrieben, wie aus ihnen Raum und Zeit entsteht. Die Logik wäre dann die anzunehmen, unsere gesamte 4-dim-Welt ist aus diesen Photonen aufgebaut, die zugleich mit dem Nichts verschränkt sind. Dieser Effekt lässt sich experimentell nachweisen: Die in einem Verschränkungsexperiment gemessene Information entspricht der nichtmessbaren Entropie (vgl. S. 31ff.), die im Nichts geblieben ist. Und dann wären wir genau bei Boltzmann und der, wie ich meine, genialen Formel von

Görnitz (Normierung von Information; *Görnitz, T: Deriving General Relativity from Considerations on Quantum Information. Advanced Science Letters, Vol 4 2011, S 577-585*). In der Gesamtschau repräsentiert demnach die Verschränkung die Energie, die dem Nichts entnommen worden ist. Und das Photon wäre die Zwitter-Gestalt.

Das Tunneln eines Protons in der DNA, wodurch Mutationen entstehen können, interessiert mich sehr. Haben Sie dazu mehr Literatur?

@@@

@NW:

... Auch ich gehe davon aus, dass es in unserer geschlossenen 4-dim-Welt einen Energieüberschuss gibt, der woanders herstammen muss, und kann Ihren Ausführungen sehr gut zustimmen. Ich denke ebenfalls, dass die Bausteine unserer 4-dim-Welt die Photonen sind und dass diese mit dem Nichts verschränkt sind.

Was das Protonen-Tunneln in DNA betrifft habe ich folgende Quelle:

Per-Olov Löwdin: Proton Tunneling in DNA and its Biological Implications. In: Reviews of Modern Physics. 35, Nr. 3, 1963, S. 724–732, doi:10.1103/RevModPhys.35.724

4.6 Quantenmechanische Verschränkung in biologischen Vorgängen

@KDS:

... Wenn alles zu Ende gedacht ist, steht die Frage im Raum, ob nicht Einsteins $E = m * c^2$ (als negative Energie), Diracs negative Entropie bzw. Antiteilchen und Schrödingers "Verschränkung" eigentlich ein -und dasselbe sind?

108 Die wirklich elementaren Prozesse

Bliebe demnach als wirklich elementar übrig: "Reiner Zufall[70]" und "Bewusstsein". Alles andere entspräche den Prinzipien von Entwicklungsprozessen. Was meinen Sie?

> *28. April 2010*
>
> ***Photosynthese quantenmechanisch verschränkt***
>
> *Im Photosynthesekomplex von Schwefelbakterien treten verschränkte Quantenzustände auf, wie Modellrechnungen zeigen. ... Das FMO-Protein transportiert Anregungsenergie von der Lichtantenne zum Reaktionszentrum. Dabei sind die im Protein sitzenden Chromophoren in verschränkten Quantenzuständen.*
>
> Mehr dazu:
>
> http://www.pro-physik.de/details/news/1111925/Photosynthese_quantenmechanisch_verschraenkt.html

Ich will mich jetzt mehr meiner ursprünglichen Fragestellung zuwenden:

Eher im Sinne einer Ahnung nehme ich an, dass Verschränkung etwas ist, das "Nichts" anzuzapfen zur Bereitstellung von Energie, um daraus eine 4-dim-Welt zu entwickeln.

Die 4-dim-Welt kann man sich ja vorstellen als eine aus "Nichts-Information" entstandene, zu Materie/Energie kondensierten Welt. Aufgrund der dann bestehenden, physikalischen Gesetzmäßigkeiten kann dieser Vorgang nicht rückgängig gemacht werden, d.h., er ist irreversibel. Es kann daraus nicht wieder "Nichts-Information" entstehen. Es ist davon auszugehen, dass der durch das Anzapfen des "Nichts" gewonnene Energieüberschuss im System 4-dim-Welt verbleibt. Im kosmologischen Kontext könnte das die Dunkle Materie/Energie sein.

---

70 Reiner Zufall im Sinne von Fluktuation (siehe Fußnote auf S. 11)

Photosynthese ist ja eindeutig ein Prozess innerhalb der 4-dim-Welt. Wenn es dort nachgewiesenermaßen einen quantenmechanisch verschränkten Prozess gibt, der ganz offensichtlich dient, Energie rasant schnell an geeignete Stellen zu distributieren, bedeutete das, dass dort "elementare" Verschränkung "wirkt" (d.h., das "Nichts" wird angezapft) oder dass dort nur Verschränkungsprinzipien stattfinden, etwa: es gibt eine zentrale Stelle (könnten vielleicht die Plasmonen sein), die angezapft werden und die Energieverteilung erfolgt mehr oder weniger instantan (könnte den hohen Wirkungsgrad von über 95% bei der Umwandlung von Licht in Energie erklären).

Wenn es nur um das Verschränkungsprinzip als solches geht, dann liegt der Schluss nahe, so ähnlich müsste es auch bei der DNA funktionieren.

Wenn man jetzt in diese Richtung weiterdenkt, dann bedeutete das, bezogen auf Energie/Materie der 4-dim-Welt gibt es über die "elementare" Verschränkung keinerlei Möglichkeit, das "Nichts" anzuzapfen. Gibt es dann überhaupt eine Möglichkeit auf einen Zugriff auf das "Nichts"?

Die einzige Möglichkeit, die bliebe, wäre das Bewusstsein mit einer Wechselbeziehung auf einer - wie auch immer gearteten - Informationsbasis. Bleibt dann nur noch die Frage: Gibt es nur eine Bewusstseinsidentität? Wenn ja, könnten wir mit diesem Energie/Materie in der 4-dim-Welt schaffen - und diese dann aber auch willentlich beeinflussen.

Ist das Ganze unlogisch gedacht?

@@@

@NW:

... Ich hab jetzt noch mal etwas über DNA nachgelesen, um die Vorgänge dort besser zu verstehen.

Bei der Photosynthese gibt es offensichtlich Chromosomen-Antennen um Licht aufzufangen. Das einfallende Licht-

110 Die wirklich elementaren Prozesse

energie wird in elektrischer Form zu einem Reaktionszentrum weitergeleitet, wo die eigentliche Photosynthese stattfindet. Wie Rechnungen zeigen, müssen an dem Vorgang quantenmechanische Verschränkungszustände beteiligt sein.

Wenn ich die Vorgänge bei der DNA-Replikation richtig verstehe, dann wird dort wohl ein ähnlicher Vorgang stattfinden. Für die Replikation muss die DNA-Doppelhelix aufgetrennt werden. Dafür ist eine bestimmte Menge an Energie notwendig. Die Doppelhelix wird zwar durch das Enzym Helikase aufgetrennt, doch enthält meiner Ansicht nach, die Helikase nur die Prozessinformation um den Prozess als solches zu steuern. Die notwendige Energie für die Auftrennung muss noch irgendwo herkommen. Wie man aus Messungen weiß, absorbiert DNA Licht. Ich denke, die Energie der Photonen wird für die Auftrennung verwendet. Ich weiß nicht, ob man über den gesamten Vorgang eine genaue Energiebilanz aufstellen kann, doch bin ich überzeugt, dass auch hier quantenmechanische Verschränkungszustände beteiligt sein müssen.

Was die Möglichkeit des Zugriffs auf das "Nichts" betrifft, so gibt es meiner Ansicht nach die zwei Möglichkeiten: Verschränkung und Prozesse (einschließlich Bewusstseinsprozess).

Bei der Verschränkung erfolgt bekanntlich eine nichtlokale Kommunikation. Mit den Begriffen unserer Korrespondenz heißt das: Kommunikation über das Nichts. Wenn eine Möglichkeit gefunden wird, von einem in der der 4-dim-Welt erzeugten verschränkten Photonenpaar, eines der Photonen wieder im Nichts absorbieren zu lassen, dann könnte das in der 4-dim-Welt verbleibende Photon über die im Nichts stattfindenden Wechselwirkungen Auskunft geben.

Photonen können im Vakuum einfach aus Nichts entstehen, deshalb denke ich, dass Photonen auch einfach wieder im Nichts aufgehen können. Das ist so einer Art Rückzahlung der geborgten Energie. Was es mit der geborgten Energie auf sich hat, habe ich, glaube ich, in einem meiner letzten Mails beschrieben.

Die zweite Möglichkeit, etwas über das Nichts zu erfahren, sind die dort gespeicherten Prozesse. Wie wir wissen, gehört zu jeder Wechselwirkung zwischen zwei Objekten in der 4-dim-Welt ein bestimmtes Verhalten. Physiker bezeichnen das Verhalten als Naturgesetz. Doch wenn wir suchen, wo die Information über das Naturgesetz (=Prozessinformation) gespeichert ist, finden wir keinen Speicherort innerhalb der 4-dim-Welt, selbst wenn wir bei der Betrachtung runtergehen bis zur Quantenebene. Gerade aber das Verhalten der Quanten bei bestimmten Experimenten ließ uns zu dem Schluss kommen, dass die Prozessinformation sich im Nichts befinden muss. Durch unser **bewusstes** Verhalten beeinflussen wir das Verhalten auf der Quantenebene. Beispielsweise indem Quanten beim Doppelspaltexperiment **interferieren** oder nicht. Das bedeutet allgemein: Wir Menschen können durch unser Bewusstsein bzw. bewusstes Verhalten in eine Art Wechselbeziehung mit dem Nichts und den dort gespeicherten Prozessen treten.

Übrigens: **Die Identität eines Bewusstseins ergibt sich aus der Summe aller seiner ausgeführten Entscheidungen.**

4.7 Ein logischer Widerspruch?

@KDS:

... Sie schreiben in Ihren Büchern, dass es einen ewig während Datenspeicher gäbe, der nach unserer Schreibweise im Nichts verortet sein müsste.

Nun schreiben Sie weiter, dass die aus dem Nichts angezapfte Energie nur "geliehen sei" (denke in Anlehnung an Szilard und Bennett[71]?).

Ich hatte geschrieben, das Anzapfen der Energie (via Ver-

---

[71] **Charles Henry Bennett** (*1943), US-amerikanischer Physiker und Informatiker, ist u.a. einer Entdecker der Quantenteleportation.

112 Die wirklich elementaren Prozesse

schränkung) aus dem Nichts verursacht dort ein Informationsdefizit.

Kann es im Falle des Ausleihens einen ewig währenden Datenspeicher geben bzw. werden die Daten nach Rückgabe der Energie denn nicht gelöscht? Handelt es sich hier um einen logischen Widerspruch?

@@@

@NW:

... Charles Bennett, der über den Zusammenhang von Physik und Information forschte, hat unter anderem auch das Speicherverhalten bei Maxwells Dämon untersucht (siehe „Widerhall" S. 101). Dabei hat er herausgefunden, dass das Speichern von Information offensichtlich keine Energiekosten verursacht (man muss keine Energie aufwenden). Erst wenn man die Information wieder löschen will, kostet das Energie. Wenn man diese Erkenntnis auf das Speicherverhalten im Nichts überträgt, dann muss man davon ausgehen, dass zum Speichern von Information dort auch keine Energie aufgewendet werden muss. So ist es ökonomischer für die Natur, die dort gespeicherte Information niemals zu löschen, da man davon ausgehen kann, dass der Speicher in seiner Größe nicht begrenzt ist. Sie bleibt zumindest in abstrakter Form (als **Wissen** über einen stattgefundenen Prozess) erhalten, und wäre dann nicht mehr äquivalent zu Energie. Nur bei Speichern von begrenzter Größe kommt man nicht umhin, die dort gespeicherte Information gelegentlich zu löschen und dafür Energie aufzuwenden.

Ohne im Augenblick tiefer darüber nachzudenken, glaube ich deshalb, dass sich der von Ihnen vermutete logische Widerspruch auflösen lässt

4.8 Eine irre Vorstellung

@KDS:

... Gute Antwort und auch sehr gut nachvollziehbar. Vielleicht noch ein Kommentar zur Speicherfähigkeit im Nichts: Bezogen auf die 4-dim-Welt ist die "Informations- bzw. Energieübertragung" zwar irreversibel dagegen "merkt" das Nichts nichts von dem entstandenen Informationsdefizit, weil es keine Zeit gibt. Das "Ausleihen von Energie aus dem Nichts" ist in der 4-dim-Welt zwar irreversibel, jedoch nicht im Nichts. Ziemlich clever: Die Energie in dem 4-dim-Welt-System stammte vollständig aus dem Nichts. Und nur für den Fall, dass der Speicher im Nichts gelöscht würde, verschwände die 4-dim-Welt. Das kann aber nicht passieren, weil es im Nichts keine Zeit gibt. Gut, das zu wissen!

Im Gegenteil: Das Nichts pumpt weiter Energie in Form Dunkler Materie in das System und hilft so, dass z.B. Galaxien "zusammengehalten" werden, während sie anderenfalls auseinanderfliegen würden. Und gleichzeitig dehnt sich das Universum weiter aus - mit Lichtgeschwindigkeit (Hubbel). Eine irre Vorstellung.

Bezogen auf das Bewusstsein nun noch folgende Frage:

Sie schreiben auf S. 47 in dem kleinen Äquivalenzbüchlein, Einstein meine, bei Wegnahme des Gravitationsfeldes bliebe nichts übrig.

Bezogen auf das Bewusstsein und dem RPG[72] (S. 23 gleiches Buch), würde eine analoge Frage dazu führen, dass ebenfalls nichts übrig bleiben würde, richtig? Das würde für nur eine Bewusstseinsidentität sprechen oder es bliebe vielleicht doch etwas übrig, beispielsweise das Unterbewusstsein. Stelle die Frage deswegen, weil ich mir vorgestellt habe, wie die Wirklichkeit aussehen würde, wenn es nur das Unterbewusstsein gäbe: Ein Wellensalat und Rauschen wie bei einem alten Röhrenfernseher?

@@@

---

[72] RPG gleich „Relationen generierender Prozess" ist ein Prozess, der Abbilder von Elementen und Relationen unterschiedlicher Realitäts-Ebenen erzeugt.

114 Die wirklich elementaren Prozesse

@NW:

... Wie Sie den Zusammenhang mit der Kosmologie hergestellt haben, imponiert mir.

Das Unterbewusstsein ist meiner Ansicht nach ein wichtiger Informationsverarbeitungsprozess, der bestimmte körperliche (materielle) Prozesse steuert, und der eine Vorverarbeitung von dem vornimmt, was dem eigentlichen Bewusstsein präsentiert wird. So ist das Unterbewusstsein eine notwendige Voraussetzung für das Bewusstsein. Bezogen nun auf Einsteins Aussage ist es wohl so: Seine Aussage gilt nur für die materielle 4-dim-Welt. Soweit Bewusstseinsprozesse von der Materie abhängen, würden sie also bei Wegnahme des Gravitationsfeldes verschwinden. Andererseits bin ich der Meinung (ich habe versucht, das immer wieder zu belegen), dass Bewusstseinsprozesse zumindest teilweise im Nichts verankert sind (genauso wie Quantenphänomene teilweise im Nichts verankert sein müssen). Wenn dem so ist, würde Bewusstsein keineswegs bei Wegnahme des Gravitationsfeldes verschwinden. Was allenfalls verschwinden würde, wären jene Informationsverarbeitungsprozesse des Unterbewusstseins, die bestimmte körperliche Prozesse steuern.

Zur Verschränkung:

In dem Artikel zur Photosynthese, den Sie mir geschickt hatten, geht es wohl darum, dass die Verschränkung von Photonen zumindest einen Teil des Energietransports übernimmt und das auf sehr effektive Weise. Immer mehr neuere Untersuchungen in der Biologie beziehen die Quantenphysik mit ein und stellen dann erstaunt fest, dass in der Biologie die Quantenphysik ebenfalls gilt. Ja, der biologische Teil der Natur scheint die Quantenphysik sogar höchst effektiv in ihre Prozesse mit einzubeziehen.

Meine Antwort auf die Frage, ob es eine Verschränkung gibt, die nicht das Nichts anzapft:

Es kommt darauf an, was man unter das Nichts anzapfen versteht. Wenn man darunter versteht, dass Energie aus dem Nichts geholt wird, dann gibt es selbstverständlich Verschränkungen, die mit keinerlei Energietransport aus dem Nichts verbunden sind, also das Nichts nicht anzapfen. Dabei darf man allerdings nicht vergessen, dass bei Verschränkungen, die Kommunikation zwischen den verschränkten Quanten grundsätzlich über dem Nichts durchgeführt wird und damit die zugehörige abstrakte Information auch im Nichts (ohne Energieaufwand) gespeichert wird.

Andererseits kommt es aber sehr häufig in vielen quantenphysikalischen Prozessen zum Anzapfen des Nichts, in dem Sinne, dass Energie aus ihm herausgeholt (= geborgt wird). Ich erinnere nur an das sogenannte "Tunneln", für das es zahlreiche technische Anwendungen gibt. Ob die geborgte Energie dann tatsächlich zeitnah zurückgezahlt wird, scheint mir zumindest fraglich, wie sich aus unserer Korrespondenz ergibt.

Wie können Lebewesen tief im dunklen Ozean (ohne Licht) oder tief in der Erde überleben?

Säugetiere und Menschen holen Energie und "Baustoffe" aus der Nahrung. Die Nahrung wird verbrannt (= Energie), Baustoffe herausgeholt. Für die Lebewesen tief im Ozean oder der Erde finden sich Baustoffe in der Umgebung. Das Meer enthält fast alle chemischen Elemente in gelöster Form. Wenn die Lebewesen tief im Ozean eine effektive Möglichkeit gefunden haben, ein wenig Wärme aus der Umgebung abzuziehen, beispielsweise nach dem Prinzip einer Wärmepumpe, dann haben sie die Energie (z.B. in Form von Photonen), die sie brauchen, um die Baustoffe aus ihrer Umgebung zum Lebenserhalt zu verwenden. Ob es tatsächlich so passiert? Ich kann es nur vermuten.

4.9 Das Ergebnis

@KDS:

... Ihr Kompliment möchte ich gerne an Sie zurückgeben: Finde die Gedankengänge, die Sie in Ihrem Äquivalenzbüchlein niedergelegt haben, extrem anregend!

Denke, der bisherige Dialog hat dazu geführt, dass das Maxwell Dämon, nachfolgend von Szilard und Bennett bereits hinreichend gut erklärt, jetzt im kosmologischen Kontext eine hinreichend gute Erklärung für das Wechselspiel des Nichts mit der 4-dim-Welt gefunden hat: Nur das "Löschen von Speicherinformation" erzeugt Energiekosten. Damit besteht eine ausreichend große Sicherheit, dass die 4-dim-Welt in Ihrem Bestand nicht nur gesichert ist, sondern weiter wachsen und gedeihen kann.

Wir haben in unserem Dialog herausgefunden, dass die 4-dim-Welt sich lediglich Energie aus dem Nichts per "Informationsübertragung" "ausgeliehen" hat. Diese "Ausleihe" bewirkt, dass im Nichts etwas eingeprägt wird. Habe das als "Informationsdefizit" deswegen so benannt, weil ich das in einem Zusammenhang mit dem "elementaren Informationsbegriff" gesehen habe. Dieses dort eingeprägte Informationsdefizit ist aus Sicht der 4-dim-Welt aber etwas anderes, nämlich geliehene Energie. Der ausgestellte "Schuldschein" wird im Nichts als abstrakte Information abgespeichert. Anders ausgedrückt: Alles, was die 4-dim-Welt hervorgebracht hat und bringen wird, wird im Nichts abgespeichert - aus Sicht der 4-dim-Welt "ewigwährend", aus Sicht des Nichts als normaler Vorgang bzw. gar nicht merkend.

Und spätestens jetzt hat sich der Kreis geschlossen[73]: Es gibt eine hinreichend gute Erklärung dafür, dass "Information" (nach unserer syntaktischen und semantischen Denkweise) tatsächlich das Elementare und zugleich auch ein Garant für die Entstehung bzw. Existenz unserer 4-dim-Welt ist.

---

73 Vgl. Ausführung S. 40

5. Literatur

Blome, Hans-Joachim u. Zaun, Harald: *Der Urknall – Anfang und Zukunft des Universums*, München (2. aktualisierte Auflage 2007)

Campbell, DT: *Downward causation' in hierarchically organised biological systems.* In Francisco Jose Ayala & Theodosius Dobzhansky (Hrsg.): *Studies in the philosophy of biology: Reduction and related problems* (London/Basingstoke: Macmillan, 1974), S. 179–186

Einstein, A.: *Über die spezielle und die allgemeine Relativitätstheorie*, Vieweg+Sohn, Braunschweig (1973)

Feynman, Richard : *Vorlesungen über Physik, Band II*, Oldenburg (2007), Kap. 15-4.

Froböse, Rolf: *Der Lebenscode des Universums*, Lotos (2009)

Demokritov SO, Demidov VE, Dzyapko O, et al.: *Bose-Einstein condensation of quasi-equilibrium magnons at room temperature under pumping.* In: *Nature.* 443, Nr. 7110, September 2006, S. 430–3

Genz, Henning: *Die Entdeckung des Nichts. Leere und Fülle im Universum*, Hanser, München/Wien (1994)

Görnitz, Th. Graudenz, D., Weizsäcker, C.F.v.: *Quantum Field Theory of Binary Alternatives*, Intern. J. Theoret. Phys. 31 (1992) 1929-1959

Görnitz, B & Th.: *Der kreative Kosmos – Geist und Materie aus Quanteninformation*, Spektrum, Heidelberg (2007)

Görnitz, B & Th.: *Die Evolution des Geistigen: Quantenphysik, Bewusstsein, Religion;* Göttingen (2008), S. 157

Görnitz, T: *Deriving General Relativity from Considerations on Quantum Information* Advanced Science Letters, Vol 4 2011, S 577-585
http://www.google.de/url?
url=http://arxiv.org/pdf/1008.4558&rct=j&frm=1&q=&esrc=s&sa=U&ei=ngCkU-HPFNGV7AaAmYDYDA&ved=0CBQQFjAA&usg=AFQjCNE266YHGYjQIjOVnbeJO1RZGZIdYQ

Literatur

Goswami, Amit: *Die schöpferische Evolution. Zwischen Gottesglaube und Darwinismus*, Lüchow, Stuttgart (2009), S. 31 f.

Haken, H: *Synergetics : introduction and advanced topics*, Springer Berlin Heidelberg New York 2004, ISBN 3-540-40824-X

Hawking, S. W.: *Particle creation by black holes*, Comm. Math. Phys. 43 (1975) 199-220

Heisenberg, Werner: *Quantentheorie und Philosophie*, Reclam, Stuttgart (2008), S. 43

Hey, Tony u. Walters, Patrick: *Das Quantenuniversum*, Spektrum (1998)

Jantsch, E: *Die Selbstorganisation des Universums*, Hanser Verlag München, 1992, ISBN 3-446-17037-5

Kanitscheider, Bernulf: *Kosmologie*, Reclam (1991)

Löwdin, Per-Olov : *Proton Tunneling in DNA and its Biological Implications*. In: Reviews of Modern Physics. 35, Nr. 3, 1963, S. 724–732, doi:10.1103/RevModPhys.35.724

Nagel, Thomas: *Geist und Kosmos: Warum die materialistische neodarwinistische Konzeption der Natur so gut wie sicher falsch ist*, Berlin (2013)

Popper, K: *Alle Menschen sind Philosophen*, Piper Verlag München, 2003, ISBN 3-492-04462-x

Prigogine Y, Stengers I: *Dialog mit der Natur*, Piper München, 1990, ISBN 3-492-11181-5

Schrödinger E: *Was ist Leben*, Piper München 1989, ISBN 3-492-11134-3

Sedlacek, Klaus-Dieter: *Äquivalenz von Information und Energie. Auf der Suche nach den Grundbausteinen der Welt*, Norderstedt (2009)

Sedlacek, Klaus-Dieter: *Supervereinigung: Wie aus nichts alles entsteht. Ansatz einer großen einheitlichen Feldtheorie*, Norderstedt (2010)

Sedlacek, Klaus-Dieter: *Synthetisches Bewusstsein: Wie Bewusstsein funktioniert und Roboter damit ausgestattet werden können.*, Norderstedt (2008)

Sedlacek, Klaus-Dieter: *Unsterbliches Bewusstsein. Raumzeit-Phänomene, Beweise und Visionen*, Norderstedt (2008)

Sedlacek, Klaus-Dieter: *Der Widerhall des Urknalls: Spuren einer allumfassenden transzendenten Realität jenseits von Raum und Zeit*,

Norderstedt (2012)

Sheldrake, Rupert: *Das schöpferische Universum: Die Theorie der morphogenetischen Felder und der morphischen Resonanz,* München (2008)

Sheldrake, Rupert: *Der Wissenschaftswahn: Warum der Materialismus ausgedient hat,* (2012)

Sperling, Jan: *Untersuchung von H/D-Isotopeneffenten bei der elektrolytischen Wasserspaltung im Hinblick auf eine mögliche Quantenkorrelation*; Dissertation , FU Berlin (1999).

Tipler, Paul A. und Mosca, Gene: *Physik für Wissenschaftler und Ingenieure,* 6. Auflage, Spektrum (2009)

Weizsäcker, C.F.v.: *Die Einheit der Natur,* Hanser Verlag München, 1981, ISBN 3-446-12743-7

Willstätter, R, Stoll, A: *Untersuchungen zu Chlorophyll,* Springer Berlin Heidelberg 1913, ISBN 978-3-642-49665-3. http://link.springer.com/book/10.1007%2F978-3-642-49665-3#

Zeilinger, Anton: *Einsteins Spuk: Teleportation und weitere Mysterien der Quantenphysik,* Goldmann, München (2007)

6. Index

Absorption 70
abstrakte Information .... 17, 19, 24, 29, 34ff., 50, 54, 115f.
Alternative 117
Anfangsbedingung 36, 90
Anregung 69, 71, 108
Antenne. 32, 60, 66, 68f., 71, 73, 79, 109
Antennenfunktion 66, 68f., 71, 73
Antiteilchen 100ff., 107
Archaeae 86
Artikelpaar 77
Aspect 55, 58f., 64f., 84
Aspect-Experiment .... 55, 64f.
Atom .... 70, 77f., 80, 100f.
Aufenthaltsbereich 70
Aufenthaltsort .... 34f., 40, 44, 57f.
Auswahl .... 91f., 95f.
Auswahlprozess 92, 95, 98
Bakterium 65
Barriere 100
Bedeutung 2, 9f., 12ff., 29f., 32, 35ff., 39, 42, 61f., 71, 74, 79, 90
Bedürfnis 37, 88, 97, 104
Bekenstein-Hawking-Strahlung 20, 25
Bell'schen Ungleichungen 55
Bennett 111f., 116
Beobachtungsschirm .... 64, 96f.
Bewusstsein ...2, 9, 13f., 17, 21, 26, 29f., 32, 37f., 40, 64, 67, 87ff., 91ff., 95ff., 99, 104f., 108ff., 113f., 117f.
Biochemiker 65
biochemisch 74
biologisch....10, 12, 18, 29, 32, 38, 61ff., 66, 71, 89, 99, 103f., 107, 114
Blome 117
Boltzmann 31, 33, 106
Bose-Einstein-Kondensat 13, 27, 29
Casimir-Effekt 53, 59, 63, 66

Chlorophyll 13, 33
Chromosom 78ff., 109
Datenspeicher .... 111f.
Deduktion 56
Dekohärenz 36, 38, 42ff., 48, 52ff., 67
Demokritov 27, 117
Determinismus 91
deterministisch 90, 92
Dirac 67, 82, 107
DNA...9, 12f., 20, 32, 60, 62f., 65ff., 73f., 77, 79, 99, 101, 103f., 107, 109f., 118
Doppelhelix 110
Doppelspalt 75
Doppelspaltexperiment ...22, 64f., 75, 94, 96, 111
Doppelspaltversuch 73, 75
Dualität .... 75f.
Dunkle Energie 103
Effizienz 71
Einstein....13, 21, 27, 29, 31, 35, 44, 47, 49, 51, 57, 73, 82, 107, 113f., 117, 119
Eiweiß .... 68, 74, 79f.
Elektron 32, 57, 68, 70ff., 100
Elementarteilchen 48, 50, 54, 56f., 62, 77, 80, 95
Emergenz 43, 45
Emission 28, 77
Emittierung 32
Energie 10, 12, 16, 18, 20, 23, 25, 27, 31f., 34f., 37ff., 51, 59, 61f., 68, 70f., 77, 83ff., 97ff., 106ff., 115f., 118
Energieerhaltung .... 99ff.
Energiekosten 112, 116
Energieniveau .... 70f.
Energieüberschuss .... 105, 107f.
Entanglement 43
Entropie 31, 33, 106
Entscheidung 37, 83, 88f., 96, 111

Index

Ereignishorizont............................30, 93
Erklärungslücke......................82ff., 101
euklidischer Raum.............................49
Evolution....21, 85, 89ff., 95, 97, 99, 104, 117f.
Expansion..103
Experiment.......19f., 22f., 25, 29, 33, 47, 50ff., 64f., 73ff., 82, 84, 94, 96, 102, 105, 111
falsifizierbar..56
falsifizieren...53
Falsifizierung......................................57
Feigenbaum.......................................89
Feld...........................23f., 51, 58, 72, 80
Feynman..117
Fluktuation 11, 19, 22f., 36f., 39f., 52, 66, 77, 82, 85f., 88, 92f., 95, 97f., 100, 106
Fraktal..89f., 92
Froböse...117
Fulleren....................................73, 75f.
Gedankenexperiment. 16, 24, 34, 59, 84, 93
Gehirn..61, 105
gerichteter Zufall................................91
Gesamtenergie............................25, 99
geschwindigkeit..12f., 21, 25, 32, 38, 41, 43, 55, 57, 74, 81, 113
Gesetz....11, 14, 17f., 36, 38, 67, 74, 76, 79f., 94, 97, 108
Görnitz, Thomas....83f., 87, 93, 107, 117
Goswami..118
Gravitation............................50ff., 113f.
Grundbaustein............................27, 118
Hämoglobin..................................13, 33
Hawking...............10, 20, 25, 30, 39, 118
Heisenberg, Werner...........44, 80ff., 118
Hey..118
Hilbertraum................................45, 49f.
Hintergrundfeld...11, 20, 31, 51f., 58, 62, 74, 83, 95, 98f., 102
Hintergrundstrahlung.............11, 31, 106

Information..2, 9f., 12, 14, 16ff., 22ff., 27, 29ff., 34ff., 42, 50f., 53f., 58f., 61ff., 68, 71, 73, 84f., 87, 93f., 97ff., 106ff., 111f., 115f., 118
Informationsspeicher...............40, 58, 64
Informationsübermittlung.............32, 73f.
Informationsübertragung.......30, 38, 116
instantan.....9, 12, 20, 22, 25, 30, 32, 38, 43, 50ff., 57, 109
Interferenz...................................64, 96
jenseitig...39
Kanitscheider...................................118
Katze...................15f., 22, 24, 26, 54, 83
klassisch 11, 13, 19, 21, 24, 29ff., 34, 36, 38ff., 44, 48, 57, 66, 73, 76, 81
klassische Physik...............................21
Kodensation.......................................87
kohärent..69
Kohlenstoff.............................69, 72f., 75
Kohlenstoffatom.................................69
Kohlenwasserstoff..............................73
Kollaps.........................45, 47f., 106
Kommunikation.13, 38, 55f., 58, 64, 105, 110, 115
Körper.......10, 13, 20, 32, 40, 46, 61, 67
Kosmologie........................39, 114, 118
kosmologisch..21, 52, 58, 83, 85, 95, 99, 108, 116
Kosmos..117
Krankheit. 9f., 13, 15, 17f., 33, 41, 63, 71
Laser..33, 48, 91
Leben...2, 10, 12, 18, 20, 30ff., 63ff., 74, 80, 82, 85ff., 89, 104, 115, 117
Lichtenergie................................70, 109
Lichtfrequenz.....................................71
Lichtgeschwindigkeit. .9, 12f., 21, 25, 32, 38, 41, 43, 55, 57, 74, 113
Lichtteilchen......................................81
Lorenz, Konrad.............................29, 32
Löwdin......................................107, 118
Mainstream......22ff., 43, 51, 53f., 77, 98,

101f.
Mandelbrot..89
Materie. 10, 12, 16, 18, 25, 31f., 35, 38f., 51, 63, 66, 68, 77, 80, 82ff., 97, 102, 108f., 113f., 117
Mathematik..2
Maxwell..........................52, 61, 98, 116
Maxwells Dämon............34f., 37, 84, 112
Medizin...............................7, 10, 14, 18
medizinisch..38
Meeresalge..69
Mensch...9, 12f., 20, 23, 31, 47, 60, 68f., 89, 91, 94, 111, 115
Messprozess....................52, 63, 65, 67
Messung. 16, 24, 33, 48, 52, 54f., 75, 82, 88, 110
Metallkomplex....................................33
Mikrowellen..............11, 19f., 31, 76, 106
Minkowski-Raum..........................45, 49
Modell........................45ff., 49, 90, 108
Molekül.......35, 65f., 69ff., 73, 75, 77, 80
morphogenetisch...............................80
Mosca..119
Muster.......................................64, 96f.
Mutation........................85, 89, 101, 107
Nagel..14, 17f.
Nanoröhrchen....................................72
Nanotechnologie................................79
Nanotube...73
Naturgesetz..........................64, 94, 111
Naturwissenschaft....14f., 23, 34, 57, 81, 99
naturwissenschaftlich.....10, 14, 17f., 30, 52ff., 57f., 88
Neutrino......................................74, 78
nichtlokal................38, 51f., 56, 105, 110
Nichts.......12f., 19, 22f., 58, 66, 77, 79f., 82f., 85ff., 92, 97ff., 105ff.
Nimtz..19f., 31
Nocebo..71
Paarerzeugung................................100

Pack....................36, 39, 41, 87f., 93, 95
Perpetuum mobile....................98, 100f.
Phänomen 2, 13, 15, 19, 22, 26, 51f., 56, 80, 88, 118
Philosophie................................15, 118
Photon 9ff., 15, 20, 23, 28, 30ff., 36, 38f., 41, 55, 59, 63, 68ff., 82ff., 87, 93ff., 105ff., 110, 114f.
Photosynthese............33, 69, 108ff., 114
physik..........................2, 117, 119
physikalischer Bereich.................51, 57
Pigmentmolekül............................69, 71
Placebo...71
Planck-Black-Hole.............................93
Plasmon..............................72, 79, 109
Potenzialbarriere............................100f.
Proton...68, 84, 92f., 97f., 101, 107, 118
Prozess......12f., 16f., 22ff., 26, 28ff., 32, 34ff., 61, 63ff., 71, 73f., 77f., 82f., 85f., 88ff., 93ff., 99, 103f., 109ff., 114f.
Psychologe......................................95f.
Qbit..87, 93
Quanten.......9, 16, 19, 21f., 24, 30, 56ff., 64f., 80, 97, 111, 115, 117ff.
Quantencomputer..............................30
Quanteneigenschaft...............29, 73, 75
Quantenfeld...........................19, 58, 84
Quantenfluktuation..........19, 22, 83, 102
Quanteninformation...9, 11, 31, 39ff., 43, 50ff., 58, 62ff., 67, 83f., 117
Quanteninformationsfeld..9, 11, 31, 39ff., 43, 50ff., 58, 62ff., 67, 83f.
Quantenobjekt...............................43ff.
Quantenpendel..................................81
Quantenphänomen..........24, 52, 69, 114
Quantenphysik. 15, 25, 40, 75f., 81, 101, 105, 114, 117, 119
Quantenpunkt...............................73, 79
Quantensprung..................................57
Quantensystem............................36, 67
Quantentheorie..21, 31, 81, 84, 100, 118

Index

Quantenverschränkung.....22, 43, 56, 78
Quantenwelt...............77, 81, 90, 98, 105
Quantenzufall................................36, 90
Quantenzustand........................38, 65ff.
Raum......................................2, 26, 118
Raum und Zeit.......19, 22ff., 28, 38, 50f., 56ff., 77, 82ff., 88, 95, 97, 102, 106
raum-und-zeit-los31, 39ff., 43, 51ff., 57f., 62ff., 67, 83f.
Raumgeometrie....................................51
Raumzeit....2, 26, 28, 38ff., 43ff., 49, 51, 54ff., 63f., 66, 82f., 85, 88, 95, 97, 104, 118
Reaktionszentrum.....................108, 110
reale Welt.............................16, 34f., 52
Realität...14f., 24, 45, 47, 54, 60, 90, 92, 98f., 105
Rekombination..........................85, 89
Relation.........................29, 40, 66, 88
Relativitätstheorie...31, 44, 47, 49ff., 117
Riesenmolekül..............................65, 75
Röhrenfernseher...................60, 67, 113
Rückzahlung............................101, 110
S-Bit......35f., 39f., 62, 84f., 87f., 93, 106
Schlussfolgerung.............14, 47, 56f., 59
Schrödinger..12, 15f., 21, 24, 26, 31, 47, 54, 107
Schrödingers Katze...........................15
schwarzes Loch...........................20, 31
Schwerkraft.........................43ff., 50, 52
Sedlacek...............................3, 26f., 118
Selbstheilung.......................................71
Selbstorganisation............33, 86, 92, 97
Selektion............................85, 89, 91
Sheldrake......................................66, 80
Signalmolekül....................................74
Sinn. 9, 12ff., 29f., 32, 60, 84f., 87ff., 105
Skalarprodukt............................45f., 50
Spalt....................46, 64, 80, 96f.
Sperling............................78, 119
Spin..72
Sprung...70, 77
spukhafte Fernwirkung 21
Stern-Gerlach-Versuch........................29
Stringtheorie.......................................47
Strukturinformation..23f., 35f., 39, 68, 71
Substanz........................34ff., 38, 62, 84
Substanzinformation.23, 35, 62f., 68, 71, 73
Supervereinigung............23, 36, 51, 84f.
System..16, 18, 36, 38ff., 46, 52, 70, 99, 103ff., 108, 113
Szilard......................................111, 116
Teilchen.........23ff., 27, 36, 75f., 82, 96ff.
Teilchenbeschleuniger........................36
Teilchencharakter.............................75f.
Teilchenphysik....................................82
Temperaturnullpunkt..........................81
Tensor...45ff.
Thermodynamik............................31, 66
thermodynamisch........................10, 31f.
Tiefseelebewesen................................86
Tipler..119
Träger.....................10, 29, 39, 61f., 105
transzendent........28, 30, 38, 41, 59, 87f.
Tunneleffekt............19, 24, 31, 59, 100f.
Tunneln....................57f., 101, 107, 115
Überlichtgeschwindigkeit...................32
überlichtschnell.................................105
Überschuss.......................................102
Umwelt.......................75, 91, 96, 104
Universum9, 11, 18ff., 22, 51, 55, 60, 66, 74, 80, 82, 88, 95, 97, 102f., 113, 117
Unschärferelation.................44, 80ff., 91
Unterbewusstsein..........12, 32, 67, 113f.
Uralternative....................................83ff.
Ure..35
Urknall. 16, 22, 26f., 34, 55, 66, 74, 82ff., 98, 102, 117
Urobjekt..84
Vakuum.....19, 22ff., 26, 28f., 58, 60, 77, 81ff., 103, 110

Index

Vakuumenergie...................................103
Variation...89
Vektorprodukt.....................................46
Venter..65
Vererbung....................................78ff., 94
Verhalten...37, 47, 55, 64f., 80, 88, 94ff., 111
Verhulst-Gleichung............................89f.
Verschränkung 19, 29, 31f., 50ff., 55, 74, 78, 99, 105ff., 114f.
Wahrscheinlichkeit...................48, 54, 70
Wärme.......................20, 31, 66, 76, 115
Wärmetod......................................31, 66
Wasserstoffatom................................68
Wechselwirkung....12, 15f., 34, 36ff., 40, 48, 50, 52, 58, 62ff., 68, 70f., 78f., 82, 85, 94, 97, 99, 101, 110f.
Weizsäcker, C.F.v...35, 42, 79, 83ff., 117
Wellen....16, 31f., 45, 47ff., 60, 67, 74ff., 87, 101, 113
Wellencharakter................................75f.
Wellenfunktion.....................16, 45, 47ff.
Widerhall.....16, 22, 26ff., 34, 37, 56, 81, 84, 87, 92, 98, 102, 105, 112
Wilczek...19
Willstätter, Karl...................................33
Wirklichkeit...12, 16, 20f., 24, 26, 29, 32, 40, 46, 48f., 65, 87, 90, 99, 103, 113
Wrobel..........................3, 7, 14, 40, 49
Zeilinger...119
Zeit 19f., 22ff., 26, 28f., 36, 38, 40f., 44f., 49ff., 54ff., 77, 79f., 82ff., 88, 95ff., 102, 106, 113
Zelle.............20, 66, 74, 76f., 79, 103f.
Ziel............13, 17, 32, 37, 88f., 96f., 104
ZNS.................12, 21, 30, 32, 38, 41, 67
ZRQ..67f.
Zufall.....................30, 36, 86, 89ff., 108
Zukunft...117
Zustand..36, 38, 44, 46, 48, 52, 54f., 69, 81, 97